昌明文庫・悅讀人物

醫源傳奇

——變動時代的海上名醫

閔建穎　主編

張曉晶　黃榮　副主編

目次

序

藥王孫思邈在他的《大醫精誠》中說：「世有愚者，讀方三年，便謂天下無病可治；及治病三年，乃知天下無方可用。故學者必須博極醫源，精勤不倦，不得道聽塗説，而言醫道已了，深自誤哉！」《醫源傳奇》裏所記述的這些前輩，無不秉承了「博極醫源，精勤不倦」的精神，以「除人類之病痛、助健康之完美」的孜孜追求，傳遞著醫學文化的精髓。這些醫學宗師們的傳奇人生，這種大醫精神的時代傳承，正是醫學文化長河源遠流長、奔騰不息的不朽動力！

《醫源傳奇》裏的前輩名醫燦若繁星，他們中既有對我耳提面命的授業恩師，也有我畢生敬仰的醫學泰斗，因此他們的傳奇對我而言並不遙遠，他們的光芒一直在我的腦海中閃爍著。

胡文耀教授曾先後擔任過我小學、中學和大學的校長。我在薩坡賽小學（盧灣區第一中心小學的前身）讀書時，開學典禮、畢業典禮都在原來的上海第二醫學院大禮堂舉行，由胡校長主持儀式。我升入震旦附中（今嚮明中學前身之一）讀中學，胡文耀仍然擔任校長，令我倍感親切。我中學畢業後考入震旦大學，他也調任震旦大學，仍然是我的校長。我的畢業證書上有胡文耀校長的印章，可惜後來在「文革」中丟失了。我至今仍清晰地記得，他經常鼓勵我們好好學習，為國家貢獻力量。胡校長畢業於震旦大學，曾經留學比利時魯汶大學，是深受同學們景仰的名教授。在官費留學考試中，他與同窗好友翁文灝、孫文耀一同報名參加考試，三人均順利通過，而且名列前茅，人稱「震旦三文」。胡校長堅信「興教興國」，認為國家興盛關鍵在於興教。他不僅在思想理念上愛國重教，而且以身作則進行實踐。可以說，從我的啟蒙教育到大學時期，胡校長為人為學的精神風範，就開始深深影響著我。

古人云：「不為良相，則為良醫。」這些身為學科宗師的名醫們生於民族危難之際，長於內憂外患之時，以民族大義為重，懸壺濟世、救死扶傷是他們傳奇故事中不可缺少的華采樂章。中國免疫學奠基人之一余瀠教授，在抗戰時期曾開設醫學化驗所，為廣大百姓服務。只要病人家境貧困，無錢就醫，他能免收化驗費。新中國成立後，他將傾注心血創辦的化驗所無償上交給國家，用實際行動表明自己的愛國立場。全國院系調整後，作為免疫學的知名教授，余瀠調到上海第二醫學院任教。當時國內最權威的免疫學專家有兩位，南有余瀠，北有謝少文，世稱「南余北謝」。「文革」結束之後，中斷了十年的學術活動重新恢復，我記得上海第二醫學院「文革」後首次舉行的學術報告就是由余教授主講的。在他的報告裏，既有國際前沿的免疫學科研進展，又有他自己的獨到見解，內容豐富，引人入勝，讓我受益匪淺，至今記憶猶新。

那個時代還有很多像余瀠教授那樣在愛國、治學、育人各方面都堪為表率的名師，同樣給我留下深刻印象的還有高鏡朗教授。他畢業於湖南湘雅醫學院，後赴美留學深造，學成歸國後成為當時赫赫有名的兒科醫生。有感於中國兒科起步晚、水準低，高教授開設了滬上最早的兒童專科醫院——福幼醫院。之後，他加盟當時的「平民醫院」——瑞金醫院，成為兒科主任，極大地帶動了兒科事業的發展，他也當之無愧地成為兒科學的奠基人。高教授是一名性格耿直、滿懷抱負的醫師。作為湖南同鄉，他與毛澤東先生都參加過一九一九年長沙的「倒張運動」。一九四九年後，毛澤東有一次會見顏福慶時，主動向他問起高鏡朗的近況，顏福慶返滬後將此事告訴了高鏡朗，讓他盡快寫封信給毛澤東彙報情況。高教授回答道：「不必寫，我一能溫飽，二不想做官，安分守己，不求附勢。」他耿直傲然的性情從中可見一斑。但對於學生，高教授卻總是樂於幫助，盡心扶持，一九五六年我在《中華醫學雜誌》外文版發表了一篇文章，就是請高教授指導修改的，他熱心細緻幫助我，甚至連文中名字的譯法也幫我細心訂正，讓我很感動。

人生得一良師足矣，我的恩師鄺安堃便是我醫學人生中的一位良師。他從法國留學回來，身上兼有受法國文化影響的浪漫情懷和作為醫學科學家的博學嚴謹。鄺教授曾在法國做過四年住院醫師，基礎與臨床相結合的模式為他回國後的從醫生涯打下了堅實的基礎，他把這種方式帶回了國內，並以此來要求學生。他給我們上內科課程，用法語授課，雖然進度快、難度高，但是他講課生動有趣、娓娓道來，很受學生歡迎。除了上課，鄺教授每天查房時也會給我們講解他所瞭解的學術新信息和科研新文獻。他以自己做畢業論文的方法為例，引導我們怎樣做科研，怎樣寫論文。一九五二年，在鄺教授的悉心指導下，我在《中華醫學雜誌》外文版上發表了第一篇有我名字的論文〈嗜酸性白細胞在外科休克中的預後意義〉，初嘗科研成果的喜悅，從此開始了在醫學科學道路上半個多世紀的跋涉與探索。作為弟子，我在鄺教授那裏學到的兩個道理，更讓我受益終生：要在科學研究中取得進展，一定要多動腦、多看書，認真求索，多問幾個為什麼；要做一名好醫生，一定要重視基礎與臨床的結合，重視臨床實踐的積累。時至今日，這兩條原則仍在激勵著我不斷前行。

在瑞金醫院工作的數十年中，還有一位對我的醫學道路影響深遠的教授，那就是著名外科學家傅培彬。傅教授自幼在國外長大、求學，剛回國時漢語幾乎不會說，只會講法語。後來經過刻苦的學習他很快便能夠與病人進行交流，病人們無不讚揚他無微不至的服務態度和精細高超的醫療技術。他對於胃癌、肝癌、肝移植、膽結石、壞死性胰腺炎等常見外科疾病的研究，在國內具有開創性意義。年輕時的傅教授英俊瀟灑，學問又做得好，不僅成為眾多女學生心目中的偶像，而且是我們都很敬重的師長。傅教授對病人認真負責，沒有一點架子。在瑞金醫院，我們經常聽到他為農民病人洗腳、為手術後病人擦去膠布殘留等小故事，從這些細節中，處處體現出他對病人發自內心的關愛和真誠，就像陽光一樣，溫暖著患者的心靈，鼓勵著我們不畏艱難、救死扶傷……

《醫源傳奇》裏記錄的都是非常時代所誕生的名醫，因此，他們對生命的理解和體驗更加強烈，他們在動盪年代裏勇於承擔責任，在艱苦環境中堅守崇高醫德，這些傳奇如高山仰止，難以複製。可以說，是時代選擇了他們，也是時代造就了他們的傳奇故事。仰望這些傳奇人生，我們有責任、有義務，把他們的精神一代代繼續傳遞下去，讓那些無私的奉獻、那些先行的足跡，如一盞盞明燈，永遠指引著後來者在醫學科學的道路上勇往直前！

王振義
2011年9月

從一介寒儒到大學校長

——記原震旦大學校長、上海第二醫學院副院長胡文耀

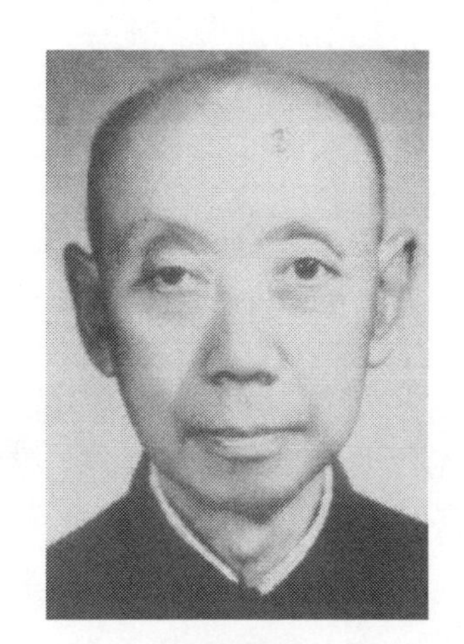
胡文耀

胡文耀（1885-1966），字雪琴。祖籍浙江鄞縣，天主教徒。一九〇八年畢業於震旦大學，同年赴比利時魯汶大學留學，一九一三年獲博士學位。一九一五年起歷任北京大學數學教授、北京高等師範學校教授、北京觀象臺編輯。一九二一年起定居上海，擔任國立中法工業專科學校教務主任。一九二七年任上海市政府土地局科長。一九三二年，任震旦大學校長，後兼震旦附中（今上海嚮明中學前身之一）和薩坡賽路小學（今上海市盧灣區第一中心小學）校長。建國後，政府決定接管教會所辦的高等學校。一九五一年，他赴北京參加處理接管外國津貼高等學校會議。回滬後，公開表示「堅決接受人民政府領導」。同年九月，上海市抗美援朝天主教支會成立，他任第一任主任，並積極參加反帝愛國運動，贊成三自革新。一九五一年十一月，他在《密勒氏評論報》上刊發了〈新中國天主教友的愛國運動〉一文，向全世界人民介紹了中國天主教反帝愛國的正義鬥爭。一九五二年出席在北京召開的亞太地區世界和平會議。一九五二年院系調整後任上海第二醫學院副院長，並任中國天主教愛國會副主任。一九五一年任第一屆全國政協委員，

從一九五四年起，歷任第一、二、三屆全國人大代表，第一、二、三、四、五屆上海市人大代表。著有《實用潮汐測時法》、《數子論》、《通俗天文學》等。

異鄉求學路漫漫

中國近現代史是一部中西文化碰撞相融的歷史，在「堅船利炮」的掩護下，西方文化結束了儒家文化在中國的「大一統」局面，中西文化的交鋒貫穿了中國整部近代史，改變了那個時代許多人的生命軌跡。一八八五年的中法戰爭再次暴露了清政府的腐朽，但並未泯滅胡家希望兒子實現「學而優則仕」的古訓：熟讀四書五經，參加童試，成為生員（俗稱秀才），敲開「功名」之路的大門，之後參加鄉試、會試、殿試，一步步上演「鯉魚躍龍門」的故事。這就是胡文耀幼年時的人生規劃。

胡文耀出生於浙江的魚米之鄉——鄞縣，家境殷實，有稻田六十餘畝，在寧波城內的一家綢布店也佔有股份。良好的家庭環境為胡文耀的求學之路提供了堅實的經濟基礎。他自小便在寧波的一所私塾內學習四書五經，希望有朝一日能夠考取功名，光宗耀祖。

一九〇二年，清政府第一次以政府名義頒佈的「壬寅學制」，這不但成為近代中國各級學校建立的制度依據，同時也動搖了傳統科舉制度的教育基礎。對於十七歲的胡文耀而言，四書五經已經不能實現其「學而優則仕」的夢想了。二十世紀初葉，人們對於西學的態度也由原來的排斥轉變為接納乃至追求。且不論各大通商口岸江南沿海一帶，即便在山西一生以科舉為業的劉大鵬也發現「今之學堂，所教者西學為要，能為外國語言文字者，即為上等人才」，學好西學不僅容易找到工作，更能獲得很高的報酬。相反，傳統的「孔孟之學俱棄之而不一講求」。海關、郵政局、外國人辦的鐵路或洋行工作因為有優厚的薪金和穩定的職位，在當時被視為上等職業，而要進入這些行業的前提條件是必須通熟西文。胡文耀也正是出於這一目的，離開家鄉來到上海的格知書院（今上海格致中學）學習英文。一九〇三年，在格知書院學習英文一年後，胡文耀轉入中西書院求學。同年秋，轉入上海尚賢堂繼續學習英文，直至一九〇五年。通過三年的學習，胡文耀的英文已達到一定程度，進而開始學習法文。這三年的上海求學經歷不但使他開闊了眼界，而且也將一個與他一生結緣的學校——震旦學院引入到他的生命軌跡之中。

一九〇四年的罷學事件使得震旦學院成為當時上海學界的焦點。一九〇五年五月二十七日《時報》第一版第一頁刊登出徐家匯震旦學院的復學廣告：「震旦學院前因學生誤會意旨解散，而本學堂及各教員於中國教育之前途，熱心未懈，即院中書籍、標本等亦一切無恙。」現擬「商訂學科規則，定期招生，於七八月間開辦，先此廣告」。此後的震旦學院被稱為第二震旦，基本延續了南從周修訂的震旦章程：「以西國普通學校課程為預科，以中學校及高等學校程度為本科，以定能入大學之基礎。」為了更好地培養法語人才，震旦設有法語特別班，招收高中畢業欲進入震旦但無法文基礎的學生。「庚子之變」以後留學成風，震旦教學嚴格培養出的學生品質高，因而大多數人將震旦視為留法預備學校，在震旦學習一兩年，一旦法語過關，就通過種種管道以官費生、自費生等形式赴歐洲留學。經招生考試，共有五十二名學生通過入學考試，胡文耀在考場結識了他的一生好友翁文灝和孫文耀。因三人都為浙江籍學生，在班級中較一般同學關係更為親密。

一九〇八年，胡家已經家道中落。胡父因為賭博將家產盡數輸光，還欠下了不少外債，家裏已無力承擔胡文耀在上海的求學費用。

恰逢此時，報紙上「浙江省將於六月在杭州府中學堂舉行官費留學考試，選拔二十名浙江籍學子赴歐美留學」的消息為胡文耀的求學之路帶來了轉機。如能通過考試，不但能減輕家中的經濟負擔，還能出國深造，學成歸國後亦可憑官費留學的身份輕鬆謀得一個「官飯碗」。如此天賜良機，胡文耀自然要抓住不放。這次選派歐美留學生待遇優厚，浙江巡撫增韞預計每年撥出三萬兩銀子供留學之用，學習期限為五年。但為保證學習品質，選拔條件十分嚴格。因為這是浙江省舉辦的第一次官費留學考試，為慎重起見，增韞將此次考試全權委託給浙江旅滬學會操辦。學會會董湯壽潛決定：嚴拒各級官員選送學生，入選學生必須通過統一考試。考試首重國文，有根底者方得入選。其餘考試科目包括歷史、地理、數學、物理、化學、外國語（含英、法、德文），均以外國語出題，應試者必須以外國語答題。考試細則公佈後，原本報名的五百餘名考生大部分知難而退，實際參加人數僅為二百餘人。胡文耀自幼熟讀四書五經，而且自己「喜讀古文舊詩」，後雖因生活計，改學英、法文，但並未因此而荒廢國學。因而，在大多數人看來的門檻反而成為他能順利通過考試的跳板。同窗好友翁文灝、孫文耀也一同報名參加考試，結果三人均順利通過考覈，取得留學名額。因三人同來自上海震旦學院，一時之間在浙江省傳為美談，人稱「震旦三文」。

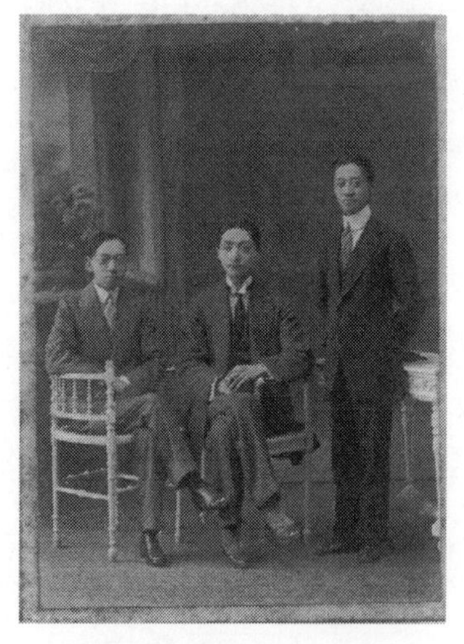

胡震旦三文的合影
（胡文耀、翁文灝、孫文耀）

在比利時魯汶大學求學期間，翁文灝選擇的是地質，孫文耀學的是工科，而胡文耀則主攻數理。魯汶大學要求嚴格，但三人學業成績優異，多次被該校嘉獎，均按期完成學業。在比利時學習期間，胡文耀結識了高魯、張保熙、朱炎、朱鶴翔等好友，他們都對胡文耀日後的事業產生了一定的影響。而「震旦三文」之間的友誼則更是與日俱增。一九一三年，「三文」學成歸國後，翁文灝在南京任職，孫文耀在北京工作，而胡文耀則是基本待在上海，雖然昔日好友天各一方，但彼此間的這份友誼並未因空間的距離而變得淡薄。胡文耀在北京工作期間與孫文耀時有往來，後到上海工作兩人仍保持聯繫。翁文灝在南京國民政府任行政院院長期間，如來上海，則必會來看望胡文耀，並不以高官自居，仍保持同窗情誼。一九五一年，翁文灝回國後，曾到重慶南路二三三號舊居探望胡文耀。

亂世艱辛育桃李

胡文耀在比利時求學期間，國內政局發生了翻天覆地的變化。辛亥革命爆發，清朝的統治被推翻。在浙江，增韞險被處死。當一九一三年胡文耀學成回國時，面對的是一個紛繁複雜的環境。此時，「二次革命」接近尾聲，革命黨人兵敗後紛紛外逃，國內政局混亂不堪。浙江省因為宣佈中立，局勢較其它地區平穩。清朝官派留學的身份並不能為胡文耀提供一份理想的職業，原本想一展所學的他只能回到家鄉寧波，在浙江省第四中學（今寧波中學）做教員，教授化學。一個留洋歸來的博士只能做地方中學一名教師，對這份工作，胡家上下都不滿意，可也是無奈之舉。

一年後，在北京工作的族兄胡岳林在家書中提到：袁世凱與法國、比利時訂立同成鐵路合同，北京同成鐵路局正面向社會招聘中法文翻譯。他極力動員胡文耀到北京去工作，一方面待遇比現在要優厚，另一方面北京的發展機會比寧波要多很多。胡文耀也覺得這是個不錯的機會，於是赴北京應聘譯員。因為胡文耀有很紮實的國文基礎，又通熟英、法文，所以很順利地取得這份工作。正當胡文耀準備在北京謀求發展之時，僅工作五個月的他就失業了。起因是第一次世界大戰爆發後，法國與比利時忙於戰事，無暇顧及同成鐵路的建設，單方面終止合同，同成鐵路局也因此被裁撤。十月，交通部交通傳習所開辦鐵路班，胡文耀應聘做教員，教授微積分、投影幾何。直至一九一五年六月鐵路班停辦，胡文耀再次失業。賦閒在北京期間，胡文耀通過各種管道四處尋找工作。九月，時任中央觀象臺臺長的高魯得知胡文耀在北京沒有工作，遂聘請他到觀象臺做教員，教授解析幾何、最小乘方法。此後，胡文耀還在北京大學、北京高等師範教數理、數學史；在中央陸軍測量學校做教員，教授代數、方程。之後，胡文耀每日穿梭於北京的東西南北，忙於在各個學校兼課。

民國時期，一個教授同時兼任兩個以上學校的課程情況非常普遍。一是因為當時人才缺乏，兼任教授的存在有利於大學充分利用稀缺的人力資源；二是由於經濟原因。汪翰章先生在〈上海教員的生活〉一文中，曾經形象地把大學教授的兼課稱作「跑街」生活。教授兼課多的，常有五六個學校，每周上課達四十餘小時。民國時期，大學教授是高收入人群，即使薪水有折扣和拖欠，但是維持全家最低限度的生活絕不是問題。如果說教授兼課是為生計所迫，莫若說是為優裕生活「所迫」。知識分子亦食人間煙火，加上當時沒有禁止兼課的規定，每月多賺幾塊大洋，又何樂而不為呢。根據一九二七年到一九二九年的統計材料，當時北京的手工業者、木匠、人力車夫等，每個家庭每年消費約二百圓，合每月十七圓（今人民幣六百元）左右，這是社會下層的水準。當時北京生活便宜，一個小家庭的用費，每月大洋幾十圓即可維持。如每月用一百圓，便是很好的生活，可以租一所四合院的房子。

因此，胡文耀在北京期間雖然有短暫的失業經歷，但待遇較寧波時有了很大的改觀。除在中央觀象臺的固定工作外，每周要在幾個學校兼二十餘小時的課程。因他日常生活儉樸，除去生活開銷，胡文耀不僅還清了家中的舊債，還購買了中國銀行股份十股（股本一千圓），並購置了一處住所（離京時作價三千圓售出）。在北京期間，胡文耀雖先後經歷了護國運動、護法運動等，都沒有直接面臨戰爭的威脅。但是直皖戰爭的爆發，使北京局勢發生變化。北京政府因國庫空虛，依賴中國銀行、交通銀行濫發紙幣，使中交兩行兌換能力削弱。北京政府國務院曾一度宣佈中交兩行鈔票停止兌現，後雖通過發行公債等措施回收濫發的中交鈔票，穩定金融秩序，但短期的停兌仍時有發生。一九二一年，北京中交鈔票再次停兌。動盪的政治局勢，紊亂的金融秩序使胡文耀早已萌生去意。此時，留學比利時期間結識的好友張保熙的一封信讓他徹底下定決心，離開生活了七年的北京。

第一次世界大戰結束後，巴黎和會對法國接收德國同濟醫工學堂予以承認，將校產劃歸中法兩國政府所有。《凡爾賽和約》第一三四條明確規定，德國「將其在上海法租界內之德國學校財產放棄以與中法兩國政府」。經過中法兩國協商，雙方共同出資在上海同濟醫工學堂的基礎上改組成立上海中法國立通惠工商學校。一九二一年三月四日，教育部和交通部聯合任命京漢鐵路工程局局長張保熙為首任中方校長。十日，學校正式宣告成立，校址位於上海辣斐德路（今復興中路）一一九五號。張保熙力邀昔日好友胡文耀來校任教。胡文耀考慮到上海離家鄉距離很近，加之在北京的生活並不如意，於是欣然接受邀請，辭退了北京的各處兼職，變賣了所有資產，回到了年少時的求學之地——上海。

胡文耀在中法國立通惠工商學校主要教授物理和法文。他以平和謙虛的態度、紮實的法文基礎和淵博的知識，贏得了全校師生的好評，被學校任命為教務長，主管全校的教學事宜。一九二二年，該校爆發了第一次學潮。起因是學生不滿教育部將該校列入職業學校，罷課從十一月十日持續到一九二三年一月底。罷課開始後，張保熙即辭去校長一職，推薦胡文耀擔任代理校長，直至一九二四年五月，中國政府任命教育部官員朱炎為新的中方校長。而朱炎也是胡文耀留學比利時期間結識的好友，他接任校長後，繼續任命胡文耀為教務長。當時的上海中法國立工業專科學校給教師的待遇相當豐厚。根據一九二二年度學校教職員年薪表統計，中方校長的年薪為七千二百圓，每年津貼二千四百圓，並且還配備汽車。中方教員的工資因輔導老師、講師和教授之別，年薪也在八百四十至四千八百圓之間。另根據一九二五至一九二六年度部分教職員月薪表統計，中方教員年薪在七百二十至五千四百圓之間，這一工資待遇仍高於同期其它學校的收入水準，相當於一九二七年南京國民政府大學院制訂的大學教員的最高工資標準。胡文耀在該校工作期間，豐厚的薪水使他不必再像北京一樣四處兼課。他將在北京工作期間的收入用以在寧波鄉間陸續買進稻田一百八十餘畝，並在寧波城內購入房屋四處，供家人之用。而在中法國立工業專科學校的收入則用來在學校附近購買了一塊地皮，此後陸續興建房屋十四幢用以出租。

一九二七年三月二十一日，南方國民革命軍抵達上海，中法國立工業專科學校學生響應上海學聯的號召，舉行罷課，歡迎革命軍的到來。但在三天的罷課結束後，中法工專的學生並沒有遵照學聯的通知復課，相反發表通電和啟示，繼續罷課，歷數中方校長朱炎種種劣跡和學校管理漏洞，提出撤換校長、中法工業專校收回自辦、收回租界和取消不平等條約等三項要求。朱炎引咎辭職後，到上海市政府土地局任局長，同時也將胡文耀調至土地局任科長，主管審核房權。這也是胡文耀為期時間不長的從政經歷。雖然胡文耀不習慣官場的黑暗腐敗，無奈礙於好友的情面，才勉強做下去。一九三二年法租界公董局設立薩坡賽小學，招聘校長，胡文耀便以此為由，向朱炎辭職。

自一九三二年起，胡文耀擔任薩坡賽小學的校長，繼續從事他所熟悉和喜愛的教育事業。

守望震旦續前緣

一九二七年南京國民政府成立後，於同年十二月頒佈〈私立大學及專門學校立案條例〉，明令：「私立大學及專門學校須經中華民國大學院立案。」「凡未立案之私立大學或專門學校，其肄業生及畢業生不得與已立案之私立大學及專門學校學生受同等待遇。」但到一九三一年八月，仍有部分私立院校沒有辦理立案手續。為此，教育部又頒發措詞強硬的訓令：「蓋私立學校之立案，在教育行政機關，為劃一公私立學校程度及便於監督起見，固不得視為具文，不加督促，即就學校本身而言，欲得與公立學校同等之地位與待遇，更不應意存觀望，長此遷延。」對「限滿仍不呈請立案者」，則「飭令停止招生或勒令停閉」。

震旦大學於一九三二年向教育部提出立案申請，按政府要求，教會大學要由中國人擔任大學校長。於是胡文耀這個原震旦校友，既有留學比利時的經歷又有中法國立工業專科學校代理校長的閱歷，被耶穌會認為是中方校長的不二人選。胡文耀也欣然接受邀請，回到了他當初事業起步的原點。二十四年前正是從震旦，他邁出了自己人生轉變的第一步，而如今的這一決定，也成為他今後人生的一個轉捩點。胡文耀的名字再次與震旦大學聯繫在了一起。

胡文耀於當年出任校長，管理震旦大學及其所有從屬機構，主持校務。震旦也通過了教育部的專員視察，十二月，教育部正式准予立

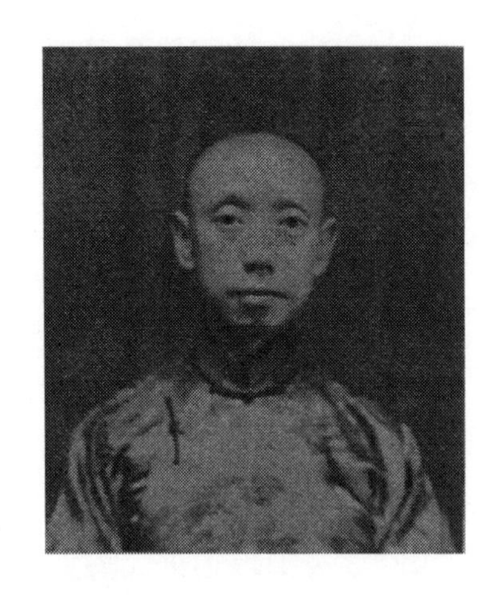

案，全稱為「私立震旦大學」。學校將醫科改為醫學院，理科改為理工學院，學制四年。教育部對立案前的學位也予以承認。震旦立案後，繼續用法語進行教學，聲譽更佳，入學人數持續保持上陞勢態直至抗日戰爭爆發。

一九三六年，震旦大學院長、校長、董事會、上海天主教主教和耶穌會會長，與美國天主教聖心會達成協議，以震旦大學的名義，在上海開辦一所女子大學，由美國天主教聖心會負責管理，受震旦大學校長胡文耀直接管轄。一九三七年，在上海的蒲石路增設震旦女子文理學院，稱為震旦女大，這是當時唯一的教會女子大學。設置的課程有教育、中英文學、化學、經濟和家政等。教學語言首先是漢語，其次是英語，招收高中畢業的女生。一九三七年震旦醫學院增設兩所高級護士學校，一所在廣慈醫院（現上海交通大學醫學院附屬瑞金醫院），一所在聖心醫院，統稱為震旦高級護士學校，胡文耀兼任校長，聘請醫院的臨床醫師兼任教師。

震旦大學在中國的影響越來越大，全國高中畢業生踊躍投考。一九三六年九月十日，《上海泰晤士報》刊載題為〈震旦大學的輝煌〉一文。文中寫道：「震旦大學一九〇三年誕生於中國本土，由法籍傳教士舉辦，它是中國第二大私立大學。雖然它由法籍耶穌會士領導，但不論從什麼方面來說，它都不是一所宗教機構。它沒有神學院，不提供自然進化論的課程。不強迫學生到小禮拜堂作禮拜。事實上，它主要還是非基督教。」宗教課程和活動也只是向天主教徒提供，不強迫非教徒參加。震旦大學本來就沒有進行強制性宗教教育，只對天主教徒學生講授教理，引導宗教生活。才爾孟曾經以有關上帝是否存在為題，讓學生發表評論，一位學生在試卷上論證了「上帝並不存在」，結果他的分數名列全班第二。

胡文耀任校長期間，震旦大學更加注重對師資隊伍的建設。除保留原有的法語授課的特點外，對於教員的選擇也異常注意，規定中國教授講師要受過最新科學教育，外籍教授則要通曉中國情形。不少畢業於該校又出國深造的校友，在學成後回到母校任教。如著名的內科醫師鄺安堃教授、外科醫師傅培彬教授、耳鼻喉科醫師劉韀教授等。一九三九年自法國留學歸來的沈國祚任牙醫系主任。文學院下設中國文學系、法國文學系與拉丁文學系，巴黎大學文字學博士張伯達神父任文學院院長兼中國文學系主任。法籍會士溥君南神父任法國文學系主任，拉丁文學系則由王昌祉與陳雲棠兩位中國神父負責。中國文學系當時聘請了上海著名學者任教，如鍾泰、施蟄存、朱雯、唐弢、周子美、王元化、豐子愷、賈植芳、程石泉、何滿子、錢鍾書、趙國材、黃楧、趙樂謙、王佩諍等人。根據《私立震旦大學一覽》中的統計，在學校的師資隊伍中，法國國籍的教師人數占第一位，中國教師居其次，另外還有一些來自其它國家的教師。具體來說，法學院中，法籍教師十六人，華籍教師十三人；醫學院中，法籍教師十一人，華籍教師十一人；理工學院中，法籍教師十八人，華籍教師十人。

無論是在南京國民政府時期還是在抗戰期間，胡文耀作為震旦大學的代表，為了能使學校順利地開展下去，都必須盡心竭力地維持與當局的關係。他一方面依靠教會和公董局的影響，一方面利用自己的人際關係，確保了震旦教育的連貫性。即使在上海最困難的時期，震旦大學的大門依舊向學子們敞開，震旦的影響也與日俱增。一九四七年有三千多人參加招生考試，震旦錄取了四百六十人。在校學生人數迅猛增加，到一九四八年在校人數達到一千三百人，而在最初的十五年，人數從沒有超過二百人。其工程學畢業生分佈在鐵道、礦務、化工、電力和船舶製造等部門，數理專業畢業生則在很多大學和研究所機構工作，另有許多畢業生赴法國留學。醫學院雖人數不多，但有相當一部分到法、比、加、美等國留學或研究。到一九三四年時，震旦醫學院已經培養出八十九名醫學博士。

二十世紀四〇年代，在天主教會的醫院和診所中，有百分之七十五至百分之八十五是震旦大學醫學院的畢業生。許多人醫術好、醫德高，成為當時的名醫。一九三二年以後，法學院學生越來越多，到四〇年代後半期，人數約三百五十人，法學院畢業生廣泛分佈在政府機關。據一九三五年統計，法學院畢業生在政府工作的有七十人，在海外各國擔任使領者，也有十四五人。如國民政府司法院秘書長和中央大學法學院院長謝冠生、最高法院推事胡文秉、外交部總務司司長宋國樞、外交部條約司陳雄飛、外交部禮賓司司長淩其韓、外交部國際司司長朱鶴翔、西貢總領事尹鳳藻和西貢領事李文顯等。

愛國護校人未老

胡文耀出生於晚清，經歷了清末民初時期的社會動盪，目睹了外國人在中國的作威作福。十七歲第一次坐輪船從寧波到上海求學的路上，他好奇地站在外國人的專艙外觀望，「洋人把帶火的火柴丟在我的眼睛上。」到了上海之後，「又有一次我站在法公董局門外觀望。一洋人坐人力車進門，把手杖在我頭上敲擊了一下」，等等。這些被外國人欺辱的親身經歷，使胡文耀對「外國人很有惡感，產生了排外思想」。雖然他一直學習西文，只是迫於生計，並未有媚外思想。

雖然胡文耀畢業於教會學校，但在一九四二年前依然是無黨派人士。一方面是因為震旦大學從一開始就沒有把宗教作為教育的目標，無論是馬相伯主持震旦大學時還是一九〇五年耶穌會接管後，宗教課程和活動也只是向天主教徒提供，不強迫非教徒參加。一九三二年，學校擬建教堂，最終選址於校園之外，只是為了服務於社區周圍更多的天主教徒和非教徒。耶穌會士在震旦大學辦學，並不注重發展信徒，而是在學生中發展天主教道德和精神，以此影響社區和整個社會。另一方面也是因為胡文耀為人謹慎，早在少年時期，他對於秋瑾、徐錫麟等革命志士，很是敬佩，但缺少救國救民的勇氣。在北京期間，看慣了軍閥割據的混戰、黨同伐異的官場，他已徹底心灰意冷了，覺得前途無望，內心只剩下「憂國憂民的感想」。

一九四二年，胡文耀加入天主教，最直接的原因是愛子心切。他的次子胡慶仁參加新四軍，對日作戰。他為兒子能為驅逐日本侵略者盡一份力而高興，也為愛子的安危而揪心。在好友朱志堯的勸說下，他認為有信仰總比沒有的好，回想接觸到的天主教徒為人都是很安靜平和的，更多的是為愛子祈福，於是加入了天主教。

新中國成立後，胡文耀目睹瞭解放軍軍紀嚴明，人民政府的幹部勤儉廉潔，「都是大公無私、實事求是，真正為人民服務的」，而這些都是與之前在北京政府和南京國民政府時期看到的不一樣的新面貌。受此感染，他原本冰封的心再次充滿了活力。一九五〇年十月，胡文耀守在收音機旁，當聽到中國人民志願軍入朝作戰報捷的消息後，已是六十五歲的他高興得「漫捲詩書喜欲狂」，彷彿又回到青春激蕩的年輕歲月。當時，震旦大學法籍教務長以閉校相威脅，拒絕學生擴大學雜費減免比例的要求。胡文耀挺身而出，支持學生合理要求，並以校長名義宣佈開學。一九五一年二月，在耶穌會的授意下，所有傳教士退出震旦大學，教會停止嚮學校撥款，同時外籍神職人員邀請以胡文耀為首的其餘教師可以舉家遷居法國，一切費用和手續都由教會負責，試圖以此關閉震旦大學抵抗新中國。胡文耀嚴詞拒絕，並團結其餘教師力保震旦大學繼續開辦下去。

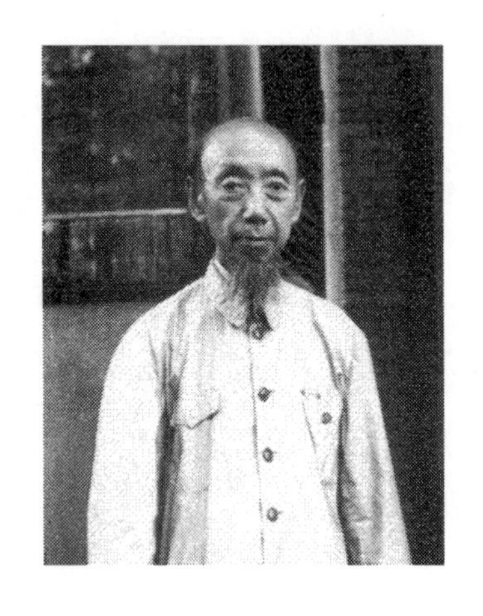

一九五一年五月，由南京開端的驅逐干預中國內政的教廷代表黎培裏運動爆發。在上海，以震旦大學學生為首的愛國教徒也發表了抗議黎培裏的宣言，發動驅逐黎培裏的簽名運動。六月十四日，胡文耀與教務長楊士達等一百七十餘人出席華東宗教事務處召開的座談會，會上帶頭對黎培裏破壞中國天主教自立革新運動的行為進行了揭露，並提出要求政府驅逐黎培裏、徹查天主教教務協進委員會，從而進一步推動了上海天主教反帝愛國運動的普遍開展。七月，為支持抗美援朝戰爭，胡文耀頂住天主教會的壓力，派遣震旦大學醫學院副院長聶傳賢等震旦及其附屬廣慈醫院的二十六名醫務工作者，參加了為期一年的支持抗美援朝前線的手術醫療隊。為了進一步宣傳中國天主教的獨立自主和揭露西方教會企圖通過控制國內天主教徒破壞社會主義建設的圖謀，胡文耀接受上海人民廣播電臺的邀請，於九月八日作客電臺舉行專題講座。九月十六日，上海市天主教人士一千四百餘人集會，成立了上海市抗美援朝分會天主教支會，胡文耀、楊士達等七十九人當選為委員。一九五二年，震旦大學被拆分，其中的醫學院和聖約翰大學醫學院、同德醫學院合併成立上海第二醫學院，胡文耀出任副院長。

一九六六年一月一日，八十一歲的胡文耀病逝於上海，走完了他人生的旅途。

（武劍華）

中國現代整形美容外科第一人

——記原聖約翰大學醫學院院長、上海第二醫學院副院長倪葆春

倪葆春（1899-1997），祖籍浙江寧波。一八九九年十月出生於浙江諸暨，一九〇〇年隨雙親遷居杭州，自蘇州東吳大學附屬中學畢業後，於一九一七年考入北京清華學堂（現北京清華大學前身），一九一九年考取清華公費留美名額，一九二一年在美國芝加哥大學獲得理學士學位，一九二五年在約翰．霍普金斯大學獲醫學博士學位。一九二六年到一九二七年獲洛氏獎學金，進修整形外科。一九二八年，在上海聖約翰大學任校醫，不久擔任人體解剖學助教。一九三四年晉升為教授。抗日戰爭爆發後，積極組織醫療隊到滇緬公路進行戰地救護工作，曾任昆明紅十字會救護總隊副總隊長。一九四七年十一月任聖約翰大學醫學院院長。一九五〇年五月，代表聖約翰大學赴北京出席首次全國高等教育會議，受到毛澤東先生的接見。朝鮮戰爭爆發後，任上海抗美援朝志願醫療總隊五大隊大隊長，率領聖約翰大學醫學院醫療隊赴朝鮮救助傷患。一九五二年十月出任上海第二醫學院副院長。黨的十一屆三中全會以後，受聘為上海第二醫學院顧問，上海市第一、三屆人大代表，

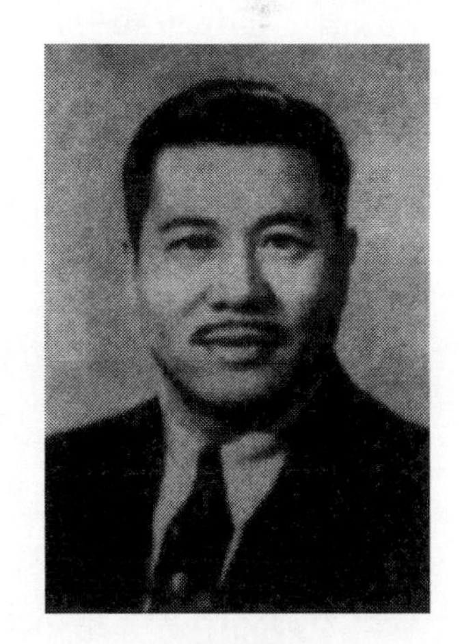

倪葆春

上海市第五、六屆政協委員。著有《局部麻醉裂唇修補術》等。倪葆春將一生獻給了中國的醫學事業和醫學教育，不僅是中國現代整形外科學的最早開拓者，也是在醫學院校建立現代整形外科的第一人。

懷大志苦求學開創學科

探尋中國現代整形外科學的源頭，有一個名字不得不提，那就是倪葆春。他是中國現代整形外科學的最早開拓者，也是在醫學院校建立現代整形外科學科的第一人。

一八九九年十月，倪葆春出生於浙江省諸暨縣一個基督教傳教士家庭。一九〇〇年義和團運動波及浙江，倪葆春的父親倪良昌舉家遷至上海，後來又搬到杭州。倪葆春小時候在杭州信一小學上學。杭州悠久的歷史環境和優越的人文地理條件，使倪葆春從小就能接觸到眾多中外新事物。倪葆春兄弟姐妹九人，大哥倪兆春是眾弟妹的楷模，倪兆春的岳父是一位西醫，他是倪葆春走上醫學道路的啟蒙者之一。治病救人的職業榮譽和西醫的神奇功效，在少年時代的倪葆春心中留下了深刻的印象。少年倪葆春在懵懵懂懂中確立了自己最初的目標：去國外學習西醫。

小小年紀便懷有這樣的夢想，倪葆春在蘇州東吳大學附屬中學度過了寒窗苦讀的四年，一九一六年，倪葆春以第一名的成績被保送到清華學堂。那個時代，出國留學幾乎是青年學子們的必經之路，而「清華」是中國留學史上規模最大，持續時間最長的一所留學預備學校。據史料記載，自一九〇九年至一九二九年，清華共選派留美學生一千二百七十九人。一九二一年，倪葆春以優異的成績從美國芝加哥大學畢業後，進入美國約翰·霍普金斯大學醫學院學習。經過兩年的基礎醫學課程和兩年的臨床培訓，倪葆春無論在實驗室還是醫院都積累了寶貴的經驗。一九五二年，他以優異的成績獲得醫學博士學位。之後，倪葆春獲得了洛氏獎學金的支持，進入約翰・霍普金斯醫院實習，師從當時著名的整形外科專家約翰・大衛斯教授，開始從事整形外科研究。

倪葆春為人樸實，待人誠懇。他總是將平時廣泛收集到的有關學科方面的資料和自己的學習心得毫無保留地介紹給同行。在研究方面，他耐心、細緻的方式方法得到了大家的認可，在同學中具有較高的威望，備受大家信任，也積累了很多人脈關係。在美國學習的這些年，倪葆春刻苦鑽研，勇於創新，把學到的知識消化吸收，融會貫通，並提出自己的新觀點。

中國整形外科在舊中國的發展雖然緩慢，但是其誕生時期和世界幾乎同步，作為中國現代整形外科學創始人的倪葆春功不可沒。在整形外科專業方面他不僅具有紮實的基礎理論知識，而且首創用目眶下神經麻醉代替通常的全身麻醉，提倡成人兔唇缺陷者可不必住院。一九五六年出版的《實用外科解剖學》對此提及並作了詳細地描述。一九二八年，倪葆春學成回國，在上海聖約翰大學擔任校醫和人體解剖學的助教。回國後，倪葆春在《中華醫學雜誌》（英文版）發表〈唇裂手術的眶下孔麻醉〉論文，這是中國近代最早以整形外科名義發表的研究文章。他的著述《局部麻醉唇裂修補術》，在當時醫學界也頗具影響。美國整形外科醫師協會在一九三一年宣告成立。一九三六年，倪葆春在上海聖約翰大學醫學院同仁醫院建立了國內第一個整形外科。

赴火線救傷病盡顯本色

抗戰期間，面對日寇的鐵蹄，面對中國的危難，作為醫務工作者的倪葆春不顧危險、挺身而出，以救死扶傷的精湛醫術，演繹了一曲抗日愛國的頌歌。倪葆春與同道們一起，在滬上籌建難民醫院，並先後三次、招募七批醫務人員，組建中國紅十字醫院和難民醫院，表現了強烈的愛國主義情懷。

一九三二年淞滬會戰全面爆發，地處虹口的同仁醫院遭到流彈襲擊，不得不遷到九江路聖三一堂北部學舍。一九三七年抗戰全面爆發後，同仁醫院手術室被日軍炸毀，不得不遷院至海格路（今華山路）英國女童公學。經倪葆春和時任聖約翰大學醫學院院長莫約西等人的努力交涉，終於租下了毗鄰聖約翰大學的兆豐公園（今中山公園）對面的前國立中央研究院房屋，將其改建為同仁第二醫院，又稱難民醫院，收治難民和傷患，並作為聖約翰大學醫學院的教學醫院。

一九三八年是抗戰形勢險惡、失地最多的一年，這年冬天，倪葆春得到消息，當時中國與外部聯繫的唯一運輸通道——滇緬公路，因為地處雲南山區，瘴氣盛行，急需良好的醫療服務。這條誕生於抗日戰爭烽火中的國際通道對於抗日戰爭意義重大。在時任西南運輸處主任宋子良的授意下，倪葆春接到好友劉吉生從香港的來信，馬上聯繫當時的醫科校友會執行委員會，說明情況，共同討論如何以醫科工作者的身份為國效力。在倪葆春和同道們愛國熱情的驅動下，短時間內一個由聖約翰大學校方、醫學院院方和醫科校友會組成的委員會便宣告成立。校方代表為時任聖約翰大學校長和副校長的卜舫濟和沈嗣良，院方代表為莫約西和倪葆春。卜舫濟任主席，倪葆春任秘書。

與西南運輸處的代表中國國貨銀行簽訂了正式合同後，倪葆春便開始著手招募醫生護士等工作人員。當時上海市郊已經淪陷，招募工作只能秘密進行。聖約翰大學醫學院的師生對於這一愛國行動表現出極大的熱情，積極參加。在一年半的時間裏，他先後組織二十一名聖約翰大學醫科校友和一百二十名護士赴滇參加中國紅十字會救護總隊，參加戰地救護工作。其中很多都是來自同仁醫院等教會醫院，還有不少從蘇州、常州逃難來滬的護士。倪葆春本人也在一九三九年初告別了家人親自帶領第三批醫護人員奔赴前線。他和上海來的醫生護士們為抗戰作出了貢獻。在一九九二年由西南地區文史資料協作會編撰出版的《抗戰時期西南的交通》一書中有這樣的描述：「西南運輸處在滇緬沿線先後設立昆明、楚雄、下關、保山等醫院和診療所。由前軍醫署長骨科專家胡蘭生主持醫務管理處，從上海招聘一批聖約翰和上海醫學院畢業的，或在大醫院工作多年的醫生和護士，擔任醫務工作，很有成績。尤以下關醫院設備較全，醫生也多，上海有名專家倪葆春、外科能手柳琴虎都在該院工作過。當時司機們有『保山修車，下關住院』的順口溜。」

一九四〇年一月，倪葆春回到上海。不久，他的行動引起了敵偽特務的注意。為了安全起見，他避居香港。九月，倪葆春再次前往昆明，擔任西南運輸處醫務顧問，竭盡全力為滇緬公路醫院的開設和運營出謀劃策。一九四一年十月西南運輸處改組，倪葆春辭職，七個滇緬公路醫院由中緬公路局接收。一九四二年六月，倪葆春再次來到昆明，出任公路總局昆明分局的醫務顧問。在此期間，倪葆春曾為宋子文醫治腸胃炎，並向他彙報了西南運輸處滇緬公路的工作。宋子文對倪葆春的努力十分讚賞。一九四三年一月，宋子文致電倪葆春，讓他到重慶共同商議滇緬公路醫務工作。倪葆春針對當時滇緬公路的詳細情況，對公路設立衛生站的位置作了詳細的報告。隨後宋子文邀請倪葆春擬定了一個詳細的計劃，並約請當時的軍醫署署長林可勝、衛生署署長金寶善、胡蘭生以及美國軍醫威廉士共同討論，擬定一項大型的滇緬公路醫院計劃，設一萬五千張病床。後來該計劃由於種種原因並未進行有效地實施，但倪葆春為之付出了很多心血和努力，其中的一些想法，在之後倪葆春擔任昆明紅十字會救護總隊副隊長的工作中得到了體現。

由宋子文改組的中國紅十字會昆明救護總隊當時的主要任務就是領導民眾醫療隊配合軍醫工作，倪葆春除了擔任副隊長，還兼昆明辦事處主任。到達雲南後，倪葆春將眾多醫療隊布置在幾百里的怒江前線，為戰鬥在公路運輸線上的廣大官兵服務，還為沿線居民看病治療，進行醫療衛生知識的宣傳教育。在滇緬公路西段傣族同胞居住地區，惡性瘧疾爆發，醫療隊進行了有效的防治工作。倪葆春還為中國的獻血制度作出了貢獻，一九四四年在昆明建立血庫，創造凍乾血漿，成為中國第一位帶頭獻血者。醫療隊把當時先進的醫療技術、設備帶到了滇緬公路，醫療隊的努力和貢獻取得了顯著的效果，為抗日戰爭的勝利作出了無私奉獻。

克艱辛辦教育培育專才

抗戰勝利後，頗有管理才幹且做事認真的倪葆春回到上海，本想在聖約翰大學有所作為，幹出一番事業，卻不料抗戰剛剛結束，中國又面臨著內戰陰雲。學生運動高漲，通貨膨脹嚴重，在這樣的大時局影響下，聖約翰大學爆發的學生減費運動使倪葆春的教育雄心備受打擊。從一九四六年一月底到四月二日，倪葆春出任聖約翰大學的代理校長只有不到三個月的時間，便辭職遠赴國外探親。在美國探親期間，倪葆春考察了多家醫學院和醫院，為以後從事醫學院校的管理和教學實踐積累了經驗。

一九四七年十一月，倪葆春返回上海，正式擔任聖約翰大學醫學院院長。他充分發揮了自己的管理潛能。從教師的物色和聘請、課程的計劃和安排、教授間的溝通和交誼、與教學醫院的協調，到向社會各界爭取支持，以及日常的行政管理，凡是醫學院的校務工作，他都安排得井井有條。

政治動盪和通貨膨脹使得原定計劃的實施變得很艱難。倪葆春代表聖約翰大學醫學院向美國教會組織的醫學教育聯合委員會提交了一份特別急需清單。這份清單包括用來聘請十個全職教師的三萬美元，給二十名全職教師的二點四萬美元補助金，用來購買額外實驗設備的五萬美元，還要求普通基金中每年有二萬美元由學院執行委員會自行支配。這筆費用顯然超過了教會組織所能提供的數額，許多校友因為工資問題沒有前來任教，師資力量的不足影響到了醫學院的發展。

由於只有很少的資金可供使用，倪葆春只能重新安排課程、維修和擴展實驗設施並重新審視其原來設想的培訓計劃。除了繼續向教會尋求更多資金以及向聖約翰大學的校友募集外，他還爭取到聯合國善後救濟總署（UNgRA）、行政院善後救濟總署（CNggA）和社會各界的支持，並在短期內建立了臨時的同仁醫院。倪葆春還擔任了一定的教學工作，甚至為經濟比較困難的同學向外界爭取資助。

倪葆春在一份報告中寫道：「當和平降臨時，我們大多數人當然回到上海，但我們發現同仁醫院暫棲於福建路，失去了幾乎所有的東西，包括書籍和病例檔案，但鉅集仁醫院卻保持了大部分設備。所以，現在我們把兩個醫院都合併在宏仁……目前我們有一百五十四名學生，在五十六名教職員中有四十四人搞臨床……」倪葆春為戰火紛飛的艱難時局下醫學院的生存安危和發展前景憂心忡忡，竭盡全力維持著醫學院的日常教學。儘管受國內外局勢和通貨膨脹的影響，聖約翰的學生運動不斷，但醫學院總體上的教學並未中斷。一九四八年，聖約翰大學已經無法舉行其一貫隆重的畢業典禮，醫學院還是堅持在教職員辦公室完成學生的畢業儀式。就在此時，國民黨在國內已成強弩之末，聖約翰大學校方決定於一九四九年一月十日提前開學，計劃在五月初結束整個學年。那一年，仍有二十四名學生從醫學院畢業。

歷新生酬壯志保家衛國

一九四九年五月，中國人民解放軍進入上海，聖約翰大學成為解放軍在上海市區最先進駐的學校。那一天成為倪葆春記憶中的永恆定格。五月二十五日，中國人民解放軍的隆隆炮聲，在市區內已清晰可聞。午夜，解放軍先遣部隊，已由臨近聖約翰大學（現華東政法大學所在地）的上海西郊插入市區。二十六日清晨，倪葆春擔心國民黨敗軍潰退時有可能對學校進行騷擾和破壞，不顧危險驅車前往校園察看。由於解放軍的神速進軍和護校隊的精心保護，校園內顯得十分平靜，還有解放軍布崗警戒。從學校思孟堂敞開的三樓視窗，倪葆春看到一位身材魁梧，穿著白襯衣的風雲人物，後來他才知道，那就是名揚中外的第三野戰軍司令員、上海市軍管會主任——陳毅。

解放軍進入市區後，社會秩序非常穩定，人心歡快，可謂是一片「硝煙過，絃歌起」的景象。倪葆春感受到共產黨對教育事業的重視和愛護，為了不使教育事業停頓，他當天就會同教師們，積極籌備復課。幾天之後，書聲、歌聲、鐘聲又迴蕩在校園內。一九四九年五月二十七日這一天，是新舊上海的歷史分界線。那一年，倪葆春度過了他五十歲的生日，他高興地說：「這年我正好五十歲，可以說是我的前半生的結束，後半生的開始。」

五十年，在人類歷史的長河中，是短暫的一瞬。倪葆春，從拖著長辮的孔孟弟子，成為早期遠涉重洋向西方學習的一名洋學生，最終成為新中國的一名光榮的建設者和教育工作者。

倪葆春對人民政府充滿了信心，迫切地想投入到新中國的建設中去。他到聖保羅堂參加了時任華東軍區和第三野戰軍後勤部衛生部部長崔義田召集的醫務系統負責人會議，留下了非常深刻的印象。他深深體會到人民政府在上海成立不久，就能積極地為大多數人的健康著想，並且廣泛地採納醫學界人士在會上提出的各項建議，廣泛聽取群眾意見，真心為群眾著想。會後不久，人民政府推行了防疫運動，倪葆春應邀到電臺宣講霍亂的歷史及預防。此後他積極地參加到新政府組織的各項醫務活動中去。他參與了「上海第二醫學院」的籌建工作；他是第二批抗美援朝志願醫療大隊第五大隊的大隊長。他為了細心地關顧醫學幼苗的成長，長年單身住在學校三舍的職工宿舍裏，而讓舒適的花園大洋房空關著。他把晚年的精力傾注在醫學教學和科研的管理工作上。直到古稀之年，也還是經常和學生一起活躍在綠茵場上，直至卸下學院的行政職務，才與夫人——中國著名的婦產科專家、原上海醫學院附屬婦產科醫院院長王淑貞教授，從各自的工作單位遷回故居。倪葆春胸中那顆為醫學教育事業跳動著的赤子之心，在新中國的旗幟下煥發出越來越熱烈的激情。

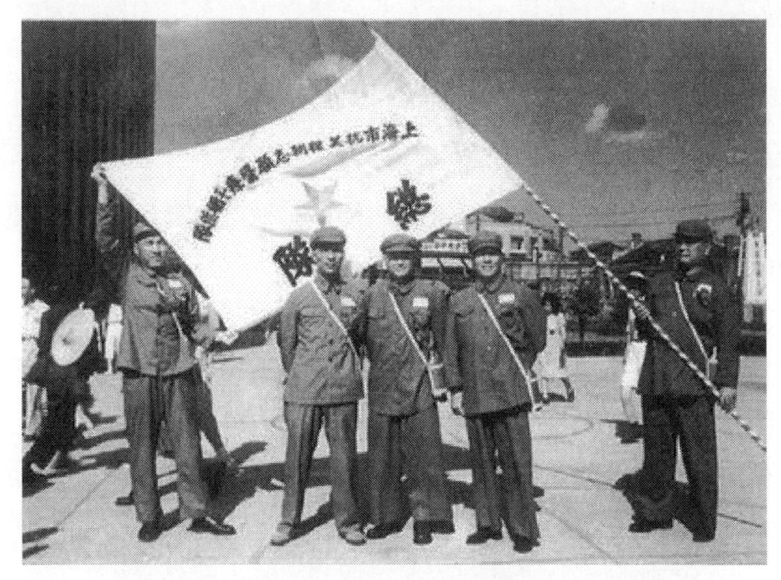

倪葆春（右一）、聶傳賢（右三）等廣慈醫院醫護人員
參加上海市抗美援朝志願醫療手術隊（一九一五年）

朝鮮戰爭爆發後，全國掀起了轟轟烈烈的「抗美援朝、保家衛國」運動。抗美援朝運動使上海人民受到了愛國主義和國際主義的教育，大大提高了民族自尊心和自信心，加強了同仇敵愾，打退美國侵略者的決心。「有人出人，有錢出錢，有力出力」，成為上海抗美援朝運動的一大特點。一九五〇年十一月八日，首批醫療手術隊五十五人開赴前線，上海醫務界紛紛要求赴朝服務，報名人數數以千計。在整個抗美援朝中，上海先後組織醫療隊共五批十四個大隊，還組織了國際醫防服務隊、護士教學隊、專科組、內地巡迴醫療隊、醫療顧問團等醫務組織。上海醫務界實際參加醫療隊總人數為八百餘人（次）。在朝鮮前線，東北邊防軍醫院以及國內各省的康復醫院為志願軍服務，在這支龐大的醫療隊中雲集了上海許多著名醫療專家、醫學院教授，每批服務半年以上，其中不少醫務工作者回滬不久，又重赴前線。他們在艱苦的條件中，克服種種困難，挽救了無數傷患的生命。一九五〇年十二月十五日，上海召開了醫務工作者抗美援朝大會，成立了上海市醫務工作者抗美援朝委員會，倪葆春擔任常委兼研究計劃組副組長，負責有關手術醫療隊技術問題的研究計劃和組織編制，藥材配備以及出發前政治、技術方面的學習培訓。一九五一年八月，聖約翰大學醫學院組織了醫療隊赴朝，倪葆春擔任上海抗美援朝志願醫療總隊五大隊大隊長。

在惡劣的戰爭環境中，倪葆春率領的醫療隊克服了重重困難，擔負起救死扶傷的光榮使命，創造了光輝的紀錄。東北軍區後勤衛生部為了將各志願醫療隊和專家們的工作經驗及心得彙集起來，供後來者參考和部隊醫務幹部學習，向各志願醫療隊發出了徵稿號召。朝鮮戰場上，美軍頻繁使用凝固汽油彈，因此，燒傷在志願軍戰士們的戰傷中佔有很高的比例。為了推廣治療燒傷的經驗，倪葆春和戰友劉仁麟合作撰寫了〈燒傷〉一文，刊登在沈克非主編的《抗美援朝戰傷處理文集》中，成為當時處理燒傷的主要參考文獻。

一九五六年，倪葆春加入了九三學社。同年，他被評為一級教授。一九五七年一月六日，九三學社上海第二醫學院支社委員會成立，倪葆春任主任委員。他積極組織九三學社的成員學習時事政治和中國共產黨的各項方針政策，參加社會實踐，接觸工農群眾，提高走社會主義道路的自覺性，並動員他們努力做好本職工作，為社會主義建設服務。

盡心力傳薪火貢獻卓著

一九五〇年六月，倪葆春參加了教育部召開的第一次全國高等教育會議，受到了毛澤東先生等黨和國家領導人的接見，聽取了周恩來總理的報告，參與了關於新中國高等教育方針、任務等重要問題的討論。此行讓倪葆春深受鼓舞。

一九五二年全國高等學校院系調整，上海聖約翰大學醫學院、震旦大學醫學院和同德醫學院三座著名的醫學殿堂合併組建了上海第二醫學院。倪葆春接受了毛主席、周總理聯合簽名的任命狀，出任上海第二醫學院副院長兼廣慈醫院院長，並於一九五四年當選為上海市人民代表大會代表。自上海第二醫學院成立後，倪葆春一直擔任副院長職務，兢兢業業，努力工作，為學校發展傾注了大量的心血，並作出了重要貢獻。他深知，中國的醫學事業不能靠一個人孤軍奮戰，唯有教育才能播撒醫學的種子，才能把薪火代代傳承下去。倪葆春坦率地說：「在我六十歲之前，我的學生能超過我，比我們許多人做得更好，這就是我的希望。」正如他說的那樣，教書育人就是他的人生目標。就算在戰火頻仍的時代，他依然不辭艱辛。

第一個五年計劃期間，中國的高等教育主要通過學習蘇聯高等教育的經驗，建立社會主義高等教育體系，醫學教育也不例外。為了適應這一時期醫學教育發展的需要，倪葆春積極參與翻譯蘇聯醫學著作，他翻譯的〈巴甫洛夫睡眠療法在外科臨床上的問題〉與〈正常和病理狀態下神經類型在中樞神經系統高級部位的活動與機體內部環境狀態之間的相互關係中的作用〉都被收錄在人民衛生出版社出版的《巴甫洛夫高級神經活動雜誌譯叢》。倪葆春還積極參與譯著的校訂工作，如〈化學製劑與酶在灼傷的擴創應用〉、〈用快速凝固液體塑膠薄膜作灼傷創面初期覆蓋〉和〈放射性疾患中熱灼傷的免疫療法〉等，都被收錄在上海市醫藥科學技術情報研究站編寫、上海科學技術出版社出版的《灼傷專輯（一九六一）》中。

一九五六年四月二十日，在弘揚中國醫學的號召下，上海第二醫學院召開了全體教師、醫師大會，倪葆春在會上作了動員報告，傳達了黨中央對中醫工作指示的精神。對衛生部和上海市衛生局開展西醫學中醫的具體規劃以及學校今後的計劃作了詳盡說明，號召大家參加上海市組織的中醫學習班。一九五八年三月二十五日，上海第二醫學院成立中國醫學教研組，負責中國醫學的教學和研究工作。由於學校在發展中醫和推進中西醫結合方面作了積極努力，取得了豐碩成果，受到衛生部及上海市的嘉獎。

一九七八年六月，倪葆春被任命為上海第二醫學院顧問。一九七八年九月到一九八一年十二月，倪葆春兼任了學校圖書館館長。在倪葆春的直接領導下，圖書館的建設不斷發展。隨著上海第二醫學院國際交流的進展，一九八〇年倪葆春策劃舉辦了中法醫學日贈送書刊的展覽，這是學校圖書館第一次重大的外事活動。在文獻檢索、信息情報和技術服務以及編印出版物等方面，倪葆春也做了大量工作。可以說，倪葆春將圖書館建設帶入了一個迅速恢復和全面發展的新階段，為以後圖書館的進一步發展打下了堅實基礎。

一九八五年一月二十八日，學校在上海市政協禮堂舉行茶話會。對行醫、執教五十年以上的倪葆春、蘭錫純、鄺安堃等三十二位老教授、老專家在醫學教學、科學研究和醫療衛生事業中作出的卓越貢獻表示祝賀。

傾一生淡名利世人敬仰

倪葆春的夫人王淑貞教授也是一位著名的愛國醫學家，一九二五年在美國約翰·霍普金斯大學醫學院獲博士學位，一九二八年與倪葆春在滬結婚。建國後出任上海醫學院附屬婦產科醫院院長。夫婦二人都是二十世紀二〇年代的留美醫學生，學成歸國後，滿懷對中國的赤誠之心，立志以自己的專業來報效國家和人民。但在災難深重的舊中國，他們無法施展自己的才華。新中國成立以後，在中國共產黨的領導下，他們的聰明才智得到了充分的發揮。

倪葆春、王淑貞夫婦始終把自己的命運與中國的命運聯繫在一起，堅定不移地為發展中國的醫療衛生事業而努力。這對老人一生相濡以沫、相互扶持。憶及當年，抗戰勝利後，倪葆春遠渡重洋，赴美考察醫學教育工作，並於國民黨政權崩潰之前，毅然返回瘡痍滿目的中國，有人問他們「當年，為什麼不寄居美國」時，倪葆春爽朗地回答說：「我不願做『白華』飄零國外。我的老伴王淑貞也堅定地認為，我們的工作，應該在中國。」倪葆春認為：「作為一個中國人，作為一個醫生，在民族危亡的年代，當需要你的時，應該挺身而出，不應該追名逐利。」

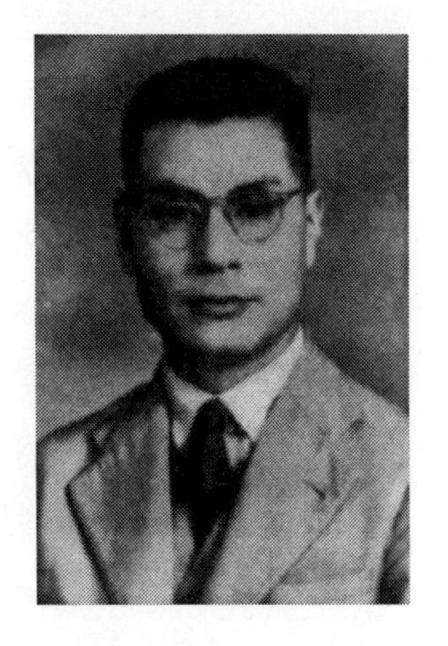

倪葆春與王淑貞夫婦倆雖然在歷次運動中受到過不公正的待遇，但是他們的愛國之心始終沒有改變。二十世紀八〇年代，原先在清華的老學長成立了上海清華同學教育基金會，旨在支持品學兼優的學生。倪葆春和王淑貞對基金會傾注了很多心血，捐款數萬元，這在當時是一筆很大的款項。

其實，倪葆春夫婦唯一的兒子在美國定居，家裏各方面的條件都很好。一九八〇年，倪葆春夫婦赴美探親，兒孫們怕兩位老人住在國內太孤單，勸他們留居美國。但是兒孫們的勸說動搖不了他們的心，兒子家裏的優越條件也吸引不住這兩位愛國老人。他們原來請假半年探親，然而他們想到在中國的事業，僅住三四個月就匆匆回來了。

倪葆春為了把中國燒傷醫學的成就介紹給國際學術界，不顧年邁體弱，將楊之駿等編著的《燒傷治療學》譯為英文。一九八二年該書在西德出版，在國際學術的交流中傳遞著中國的聲音。此外，他們還翻譯校訂不少國外學術論文，被收錄在一九八二年的《國外醫學：計劃生育分冊》裏。

晚年談到心愛的整形外科，老人不無遺憾：「自己一向的志願是做一名醫生，並希望自己在整形外科的科研工作上有所建樹，但是這個願望，卻一再未能如願以償。」很顯然，實現這個理想，對青年時代的倪葆春來說並不困難，他本可以留在那裏行醫或藏身在大洋彼岸的研究室裏。只是在當時，他作了另一種選擇。晚年的倪葆春仍然關心著整形外科這一學科的發展，為了和國際學術界交流，八十餘歲高齡的老人，還經常不辭辛勞、默默無聞地為後輩逐字逐句地校閱、譯述科學論文。整形外科，過去由於種種原因未能得到發展，但是近些年來，中國在這一學科上已取得了引人矚目的成就。這其中同樣凝聚著倪葆春這位整形外科創造人的期盼和心血！

年逾古稀之際，倪葆春決定將自己的遺體捐獻給中國的醫學科學事業，他主動填寫了遺體捐獻書，將自己的一生獻給了醫學事業和醫學教育事業。他還將名下的一幢花園別墅捐贈給了上海第二醫學院。

一九九七年十月二十八日，倪葆春因病去世，享年九十八歲。根據他的遺願，他與王淑貞共同所建的佔地兩畝的住宅經其子倪宣文於一九九九年變賣，用所得的四百二十萬元設立了「倪葆春、王淑貞醫學獎學金」，來支持醫學教育。

（張曉晶、閔建穎）

見「微」知著的細菌學大師

——記原上海第二醫學院微生物學教研室主任余濱

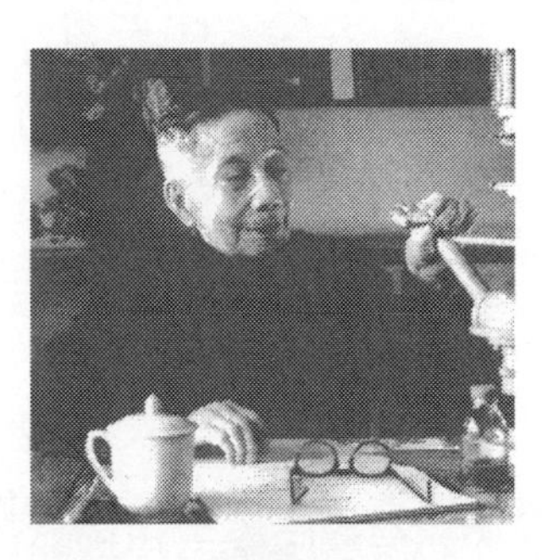

余濱

余濱（1903-1988），祖籍浙江紹興。一九二三年畢業於北京醫學專門學校（今北京醫科大學），其後在北京協和醫學院任細菌科助教。一九二七年赴美國哈佛大學醫學院進修，在著名細菌學家秦思爾（Hans Zinsser）指導下研究風濕熱的病因，提出〈風濕熱的細菌學及變態反應學說〉新理論，一九二八年發表於《美國內科雜誌》，為世界醫學界所公認。一九二九年獲得哈佛大學醫學院博士學位，成為中國第一位細菌學博士。一九二九年回國任北京大學醫學院細菌學教授。一九三三年編著出版《病原學》，是中國最早以闡述病原微生物為主的專著。一九三五年，採用含有「O」、「Vi」抗體的抗傷寒馬血清治療傷寒病取得較好效果，成為國內抗傷寒血清首創者，也是世界上研製抗傷害血清Vi的先驅者之一。曾任上海雷士德醫學研究院血清學科主任，一九四二年在上海開設醫學化驗所，兼任同德醫學院教授。一九五二年任上海第二醫學院微生物學教研室主任、教授，一九五五年兼任基礎醫學部主任。二十世紀五〇年代倡議並參與研究試制預防麻疹的減毒活疫苗，六〇年代獲得成功，填補了國內這一領域的空白。帶領同事創造了正常人轉移因素聯合抽提法，填補了國內空白，一九七八年憑此成果榮獲全國科學大會個人先進獎。一九七九年上海市免疫學研究所成立，余濱任所長，該所一九八〇年被世界衛生組織命名為免疫遺傳合作中心。同年，他被推選為國際免疫藥理學會創始人之一。

少年英才投身醫學

一九〇三年五月十九日（清光緒二十九年），北京一所四合院內，一個男嬰呱呱墜地，紹興師爺出身的祖父給他取名余濱。小余濱自幼聰穎，勤奮好學，六歲起，就進入私塾開始學習《三字經》一類的啟蒙讀物。此時恰逢西學漸興，兩年後，余離開私塾進入了北京師範大學附屬小學。少年早慧的他感到功課簡單易懂，讀了三年小學，未到結業就考上了北師大附中。

余濱中學三年級時，正值「五四」愛國運動爆發，他也懷著滿腔熱情走上街頭，加入學生遊行隊伍。這場歷史大事件，對余濱思想的迅速成熟起了巨大作用，「要盡早成才，要為中國作出貢獻」，這樣的念頭在他心中不斷醞釀發酵。余濱不顧當時中學校長的反對，直接報考了北京醫專（現北京大學醫學院前身），放榜時，余的名字赫然列在第一位，那一年他才十六歲。

余濱在班級中年齡最小，功課卻是最好，這個少年大學生在四年大學期間，表現出了他超群的才華，除學好規定的課程外，余濱還不斷通過自己的勤奮領略新思潮的春風。當時，北京醫學專門學校的傳統外文是德語，但余濱卻能熟練掌握英語。曾有一位美籍教授蘭安生來校上課時，就由余濱承擔了翻譯的任務。同一時期，余濱結識了北京《晨報》編輯孫伏園，應孫的邀請為《晨報》翻譯國外有關衛生常識的文章。後來，北京《晨報》還為他出版了《婦女與健康》一書，這是余濱人生中的第一部譯著。

一九二三年，余濱從北京醫專順利畢業，在兩位美籍教授介紹下，進入北京協和醫學院細菌科任助教。從此，細菌、微生物成了他一生研究的對象。在這期間，細菌學教授田百錄（Carl Tenbroeck）按照自己成長的模式來塑造余濱，讓他從刷瓶子、洗管子、做細菌「廚師」開始，進行了嚴格的技術鍛鍊，引導他逐步進入紛繁複雜、千姿百態、引人入勝的細菌世界。這是余濱科學研究千里之行的起點，剛滿二十歲的他來到新的環境，有了新的目標，精力充沛，雄心勃勃，一方面鑽入協和的圖書館博覽群書，一方面埋頭實驗室開始了他第一個研究課題——有關破傷風桿菌單個芽孢分離的研究。一年後，他發表了第一篇論文〈中國破傷風桿菌血清學分類〉。

一九二七年，在研究領域嶄露頭角的余獲得了去美國哈佛醫學院進修的機會，他遠渡重洋，來到了當時世界著名的細菌學家哈佛醫學院秦思爾教授（Hans Zinsser）的實驗室。秦思爾教授是一位典型的科學家，有著廣博的科學知識，善於追溯知識來源及演變的過程，更有著尋求和探索科學規律並為之獻身的精神。秦思爾教授一走進實驗室就廢寢忘食、孜孜不倦地工作，一貫縝密地設計實驗，小心地分析結果，謹慎嚴肅地提出推論和假設，這種良好的科學作風深深地感染了余濱，這段與醫學大師朝夕相處的日子，也對他未來的醫學生涯有著極為深刻的影響。

名師出高徒，在秦思爾教授的指導下，余濱勤於思索、刻苦鑽研、敢於創新，把自己全部的聰明才智沉浸在科學實驗中，很快成為秦思爾的得力助手。秦思爾決定與余合作進行研究，他們從病人血液中培養鏈球菌進行「風濕熱的病因」研究，提出了風濕熱可以由不同種類鏈球菌引起，在體內形成一個慢性感染病灶，而鏈球菌的抗原物質可使人體組織致敏發生關節炎等變態反應的新理論。〈風濕熱的細菌學和變態反應學說〉一文，一九二八年由秦思爾、余濱聯名發表在

《美國內科學雜誌》上，為之後幾十年醫學實踐反覆證實，風濕熱係一種變態反應學說如今已為世界醫學界所公認。

求學期間，余濱一方面虛心誠懇接受老師的指導，另一方面他也絕不墨守成規、按圖索驥。當時白喉這種傳染病經抗毒素治癒後，雖然多數人的咽喉感染部白膜消失，但總有少數患者還是長期在鼻咽部帶菌。這種情況雖然對原患者不再致病，但對其它人仍是一種傳染源。治療白喉的抗毒素不能使有毒的白喉變為無毒型，那麼到底該怎麼做？這引起了余濱的強烈興趣，他經過認真的思考之後，大膽假設:「要消滅白喉菌，可能需要抗菌物質。」他的想法得到了導師秦思爾的支持。在白喉變異性的研究中，余發現把白喉桿菌培養在含有抗毒素的培養基中，細菌不發生變異，而若培養在含抗白喉菌的血清中，則能引起變異。實驗證實了余濱的設想。他的研究觸及前人未到之處，在理論上鑒別了抗菌與抗毒的功能不同；在實踐上為治療白喉帶菌人開闢了一條新的途徑。秦思爾教授意識到余濱研究的科學價值，建議他用這一成果申請博士學位。而在這之前，余濱已抓緊一切時間通過了全部哈佛醫學院博士必修課程。余濱沒有辜負秦思爾教授的厚望，一九二九年他以〈白喉桿菌的變異性〉一文順利獲得哈佛大學博士審批委員會通過，拿到了哈佛大學衛生學細菌專業博士學位，成為中國第一位細菌學博士，時年二十六歲。他的博士論文一九三〇年發表在《美國細菌學雜誌》上，經多位國外專家證實並在臨床上得到應用。這種療法雖然在青黴素問世後，為青黴素氣霧療法所取代，但它仍不失為醫學史上的一項創新。

余濱在接過哈佛大學授予的博士證書的同時，還獲得了一把象徵著能打開人類知識寶庫的金鑰匙，這把金鑰匙也成為他今後遨遊醫學知識海洋、探索醫學科學殿堂的不竭動力。

獻身科研上下求索

獲得博士學位後，秦思爾教授有意留下余瀪一起工作，雖然哈佛大學有著世界一流的實驗設備，校方也已準備了良好的職位及優渥的待遇，以及與秦思爾教授之間難捨難分的師生情誼，但是余瀪想到了中國貧窮落後的局面，以及瘟疫流行給民眾造成的苦難，毅然決定回到自己的中國，以自己所學報國救民，振興中華。在感受到余瀪堅定的決心後，秦思爾教授為他寫下了一封又一封介紹信，這些介紹信是分別給英國、法國、德國等當時世界最著名的細菌學家的，秦思爾教授希望余瀪能在回國途中去西歐考察，增長學識與見聞。

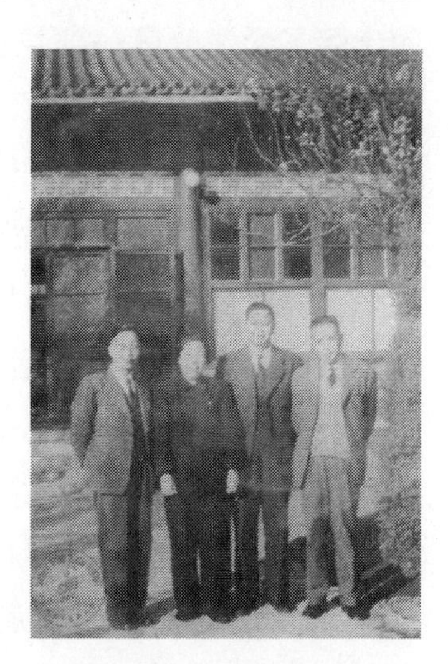

鄧穎超與余瀪教授等合影

一九二九年秋天，余瀪懷著喜悅而又依依不捨地心情告別了他的恩師秦思爾教授，橫渡大西洋來到了歐洲，先後參觀訪問了英國李斯特醫學研究所、法國巴斯德研究所、德國郭霍研究所等，這趟遊歷之行打開了他的眼界，開拓了思路，也更堅定了他在細菌學領域繼續開展研究的決心，同年他回到了北京，回到了闊別數年的中國。

回國後，二十七歲的余瀪擔任了北京大學醫學院教授，同時受邀成為中央防疫處技正，負責監製防疫的生物製品工作。同時，他與秦思爾的另一名中國學生湯飛凡合作翻譯了老師的巨著《秦氏細菌學》，這是一本經典的、極有名望的專著，曾以多國文字連續重版十幾次。兩人通過合作翻譯，首次把秦思爾的學說介紹到了中國，該書一九三〇年出版，成為中國第一部細菌學譯著。

那一年，南京政府邀請余濱前往擔任衛生部官員，但余濱表示他的事業在實驗室和圖書館，予以了堅決地推辭。從此，余濱一心撲在科學研究上，埋頭於實驗室和圖書館潛心鑽研。一九三三年商務印書館出版了余濱的第一部也是中國第一部《病原學》專著。《病原學》一書從內因、外因兩個方面論述了疾病發生的原因，內容甚為廣泛，涉及氣象、地理、衣食住行、物理因素、化學因素、寄生蟲學等外，還用整整三分之二的篇幅闡述了病原菌之形態、性質及其對人體致病與免疫的作用，是中國最早的闡述病原微生物為主的論著。這部書曾在解放區的醫學教育中列為教材，解放後還發行了再版本。

一九三三年，余濱應邀來到上海雷士德醫學研究所擔任血清學主任，雷士德研究所環境幽靜，經費充足，設備齊全而先進，而且允許不同的學者按照自己的專長自由研究。余濱在晚年回憶中盛讚這是個搞科研的好地方，並稱這是他「一生中專注於醫學科學研究的時期」。在這個「世外桃源」裏，他不知疲倦地從事科學研究，整整度過了十個寒暑。在此期間，他首先發表了〈上海霍亂菌的調查〉一文，用詳盡的調查材料、大量的實驗資料，駁斥了外國學者關於上海是霍亂菌發源地的錯誤觀點，指出上海的霍亂菌是由國外傳入，從而指出了根本上防止上海霍亂蔓延的方法。

隨後，余濱的研究注意力轉向了傷寒病的免疫治療。由於當時抗菌素和磺胺藥尚未問世，傷寒的死亡率相當高，面對傷寒桿菌，醫生們往往束手無策。無數的生命死於傷寒病，這一嚴酷的現實引起了世界各國醫學家們的注意，余濱深感傷寒危害之大，社會的需要、人民的願望、細菌學工作者的職責，促使他忘我地工作著。一九三四年，菲利克斯等在英國李斯特研究所發現新從病人分離培養的傷寒桿菌含有「O」與「Vi」兩種不同的抗原成分，用它來免疫動物後，可產生兩種不同的「O」與「Vi」抗體存在於血清中。動物實驗證明，「O」抗體只有解毒作用，而「Vi」抗體方有殺菌的功能。一九三五年，菲利克斯等在英國、余濱等在上海都用含有「O」與「Vi」抗體的抗傷寒馬血清，雙方共治療傷寒病三〇五例，取得了較好的治療效果。約有三分之二的病人中毒症狀明顯解除，約半數病人體溫逐漸下降，而用正常健康馬血清做對照的治療病人，則症狀與病人熱度均無變化，以後再給抗「O」及「Vi」血清，才能控制病情。這在當時是一項重要的突破，即使在如今，傷寒桿菌雖然對氯黴素等抗菌素敏感，但發生對抗菌素產生抗藥的感染時，傷寒血清仍然是一個有效治療手段。余在中國首創有效的抗傷寒血清，在世界上也是研製抗傷寒血清Vi的先驅者之一。由於這項研究，余濱和菲利克斯之間還架起了友誼的橋樑，他們信息往來、交流經驗、互換血清。為了共同的研究，菲利克斯於一九三九年邀請余濱前往英國，可惜余濱在赴英途中遇上第二次世界大戰爆發，被阻於新加坡，在新加坡皇家醫學院做了短暫的客座教授之後，他不得不返程回國。

個人的命運總是與時代相連，太平洋戰爭爆發後，日寇的鐵蹄踏進上海，雷士德研究所被迫關閉，余濱的科研工作不得不從此中斷。當時汪偽政權慕其大名，派人來邀請余濱出任上海市衛生局局長，他不齒與漢奸政府合作，憤然拒絕。一九四二年，余濱利用原先研究所保存下來的設備成立了醫學化驗所。在此後近十年的戰爭年月裏，除了有機會看一些資料外，余濱再也沒有辦法繼續他所喜愛的研究工作了，而這恰是他年富力強的黃金歲月。「國無寧日豈有個人事業」，余濱在晚年的回憶文字中沉痛而深刻地指出，這段遠離科學研究的日子，日後他每每想起，總感到莫大的遺憾和惋惜。

紮根杏林教書育人

一九四九年，中國近代史上出現了偉大的轉折，中國人民在中國共產黨領導下，經過長期艱苦奮鬥，付出了巨大的犧牲之後，推倒了三座大山，埋葬了蔣家王朝，中華人民共和國宣告成立了，這也標誌著中國科學事業的解放和新生。一九五二年，全國大專院校調整，余濱服從黨的安排來到了上海第二醫學院任教，擔任細菌學教研組（後改為微生物學教研組）主任，從此他的主要精力轉向了教學，肩負起了培養醫學人才的重任。

上海第二醫學院建院初期，細菌學教研組人數很少，包括余濱在內才四人，余濱幾乎承擔了全部教學任務，為了備課、編寫講義，他常常是夜以繼日、廢寢忘食，以至無暇顧及生活。有次他晚上備課到很晚，第二天一大早又匆匆忙忙趕去上課，竟然穿錯了衣服，他走上講臺時引起了學生的哄堂大笑，余濱還不知其所以然，經過詳細詢問始知自己出了「洋相」。在長期的教學中，余濱自覺地貫徹唯物辯證法，根據微生物學的特點，他抓住三性（生物性、致病性、免疫性）、三法（診斷法、預防法、治療法），從「三性」中找主要矛盾，從而找到「三法」，不論細菌種類如何繁多，也不論致病的性質如何複雜，掌握了三性三法，就能使學生從根本上把握微生物學的規律。這種把內因與外因、普遍與特殊、基礎與臨床有機結合在一起的教學方法是動態的、辯證的。余濱以自己淵博的學識、清晰的思路，將科學知識以生動活潑的形式和通俗易懂的語言進行傳授，深受學生歡迎。他在教學中以淺顯的例子解釋深奧的理論，使得學生受益匪淺、銘記在心。

一九五四年，衛生部召開教學大綱編寫會議，委任余濱主持討論編寫醫學微生物學的教學大綱，在討論會上儘管有不少人極力主張全盤蘇化，甚至認為只要把已經譯好的蘇聯教材全文搬來就行，但他與一部分教師仍然堅持要根據中國的實際情況編寫自己的教材。經衛生部批准，余濱主編了《醫學微生物》教學大綱及教材，自此以後幾十年間（「文化大革命」期間除外），中國醫學高等院校的《醫學微生物》一書，一直由余濱主編。在面向教學的過程中，余濱更加認識到培養人才的重要意義。在長期的教學科研工作中，余濱積累了豐富的培養選拔人才的經驗，他於二十世紀五〇年代所培養的一批研究生和教研組的青年教師，之後大多成為這一學科的骨幹力量。

同時，余濱的眼光也不單局限於教學科研，同樣關注著醫學知識的臨床應用。在一九五八年上海廣慈醫院（今瑞金醫院）搶救大面積燒傷工人邱財康的過程中，余濱也為這個世界燒傷醫學界的奇跡誕生作出了有益貢獻。當時邱財康右大腿發生了嚴重的綠膿桿菌感染，各種抗生素都上陣了仍未見成效，病情不斷惡化，生命處於危急關頭，不少醫生提出了立即鋸腿以保命的辦法。此刻，余濱積極提出了自己的主張，他認為：「每一種細菌在自然界都有自己的天敵——噬菌體，如能找到這種噬菌體，就能控制感染。」這一有著科學原理支持的大膽建議得到了採納，經過眾多學生二十多小時的仔細尋找，終於找到了合適的噬菌體，經過三天三夜的努力，噬菌液終於製備成功，用於邱財康的右腿後，不過一夜時間，感染就得到了有效控制，使病人轉危為安，並為植皮創造了條件。對這一創造性的理論取得的成果，醫務界給予了高度評價。一九五八年科技衛生出版社出版的《嚴重灼傷治療經驗總結》中明確寫道：「我們認為利用噬菌體作為創面植皮之準備是一個創舉，也是植皮前控制局部嚴重感染的良好方法。」

余濱正是這樣在醫學科學領域不斷發揮自己的聰明才智。然而，十年浩劫中，他也如大多數知識分子一樣遭到了政治迫害，被莫須有地扣上了「反動學術權威」、「大特務」等帽子，但同時他也受到了廣大群眾的保護和支持。因此，雖然條件艱苦，他仍然盡一切可能堅持科研工作，收集資料。一九七〇年，他重新參加工作後立刻參加到攻克老年性慢性支氣管炎的戰鬥中，並提出了老慢支與免疫學的關係，他對老慢支病因分析的新見解和防止老慢支的新方法引起了有關方面的重視。中美建交後，西方的先進技術資料源源不斷湧進國內，余濱由此瞭解到了國際上免疫學已有了重大突破，成了新型的醫學學科。為了使國內在這一領域迎頭趕上，他利用一切機會講演、寫稿，大聲疾呼，希望能喚起國內醫學界人士對免疫學的重視，在許多同道的一起努力下，全國醫學界很快掀起了免疫熱，促進了中國免疫學的發展。

粉碎「四人幫」後，為了挽回失去的時間，為了給國家培養更多的醫學人才，一九七八年全國首次統考招收研究生時，余濱不顧年事已高，一次帶了十一名研究生，此後又陸續招收了多名碩士、博士研究生。對於這些學生，他從選題、實驗設計到畢業論文，都是親自給予指導。有一次，他因肺泡破裂生命垂危，被送進醫院搶救，但他在病榻上仍念念不忘指導研究生，躺在病床上口述了一萬多字的〈與研究生談心〉，為他們指出治學的途徑。在文中他用平實無華的語言，以談心的方式，結合自己在哈佛大學做研究生的經歷，暢談個人心得體會。如何掌握學科發展動態、做好摘要的要求、寫文獻綜述的目的、動物實驗的統計設計、臨床療效觀察設計，余濱老在文中對科研過程中的所有步驟都是細細囑咐，甚至連常用英文縮略詞也清晰地列出，殷殷關切之心洋溢字裏行間，在文章的最後他還再三強調「科學工作就是要實事求

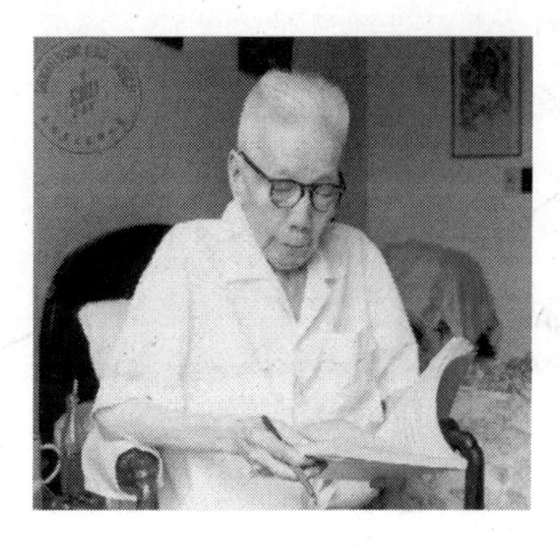

是，一點也調皮不得，有人工作並不可靠，還在大肆吹噓，實際被害者將不是旁人而是他自己」，對學生的深切厚望和對科學的嚴謹忠誠令人印象深刻，難怪這篇文章不但在他的研究生中大受歡迎，連外校研究生也爭相傳閱。

愛國愛民無怨無悔

余濱不僅是一位卓有成績的科學家，而且是一位忠誠的愛國主義者。早在青年時代，他就投身於愛國主義行列，一九一九年震驚中外的「五四」愛國運動在北京爆發，「國家興亡匹夫有責」，當時只有十六歲的余濱和廣大學生一樣，走出校門，投身到愛國的洪流中，成為一名反對帝國主義、反對賣國投降的戰士。其後在海外求學後，他堅定不移地選擇了回國，要把聰明才智奉獻給自己的中國和人民。而他也在其後表現了絕不與漢奸賣國賊沆瀣一氣、同流合污的氣節，斷然拒絕了汪偽政權的任職邀請。一九四二年起，他設立的醫學化驗所有一條不成文的規矩，只要醫生證明病人家境貧困、無錢就醫，就能免付化驗費，這體現了一個知識分子對勞苦民眾的愛惜之心。可惜在只有壓迫和剝削的年代，憑藉一己之力，余濱以自己的醫學知識服務奉獻於自己的中國、自己的人民的願望，是不可能實現的。

抗日戰爭勝利後，中國出現了新的形勢，在兩個中國、兩種命運、兩種前途的決戰前夕，余濱有幸結識了中國共產黨駐上海代表團的周恩來和鄧穎超，接受了一些革命的道理。余濱也利用自己醫生的身份，冒著風險，為周恩來同志保存了三個重要的皮箱，為革命作出了自己的貢獻。由於這段淵源，一九四九年十一月，余濱應周恩來總理的邀請赴京為幹部做保健檢查。在此期間，他有機會多次與周總理見面並接受教誨。他與周總理談及自己對事業的想法，周總理肯定了

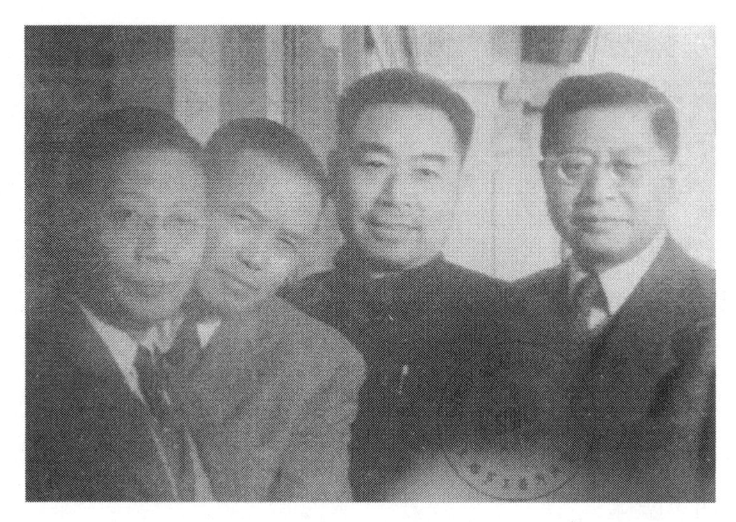

一九四九年，周恩來總理接見醫學專家，左一為余濱教授

他研究細菌學是社會的需要，同時勉勵他擴大範圍，把自己置身於為人民服務的大天地中，化為實際行動。受到鼓勵的余濱放棄了個人開辦研究所的打算，向國家上交了化驗所，堅定了跟黨走的信念。

朝鮮戰爭爆發後，余濱回應黨的號召報名要求去朝鮮為志願軍服務，雖然考慮到他的年齡最終未獲批准。但是根據衛生部負責同志的意見，余濱投入到了反對美國進行細菌戰的行列。他來到了上海生物製品研究所，與同志們一起集中精力研製防治鼠疫等病的生物製品。一九五二年，余濱發表了〈絕不允許利用科學殘害人類〉的文章，譴責帝國主義的殘忍，聲討法西斯罪行，呼籲世界科學家們行動起來制止戰爭狂人的野蠻行徑。他嚴正指出：「絕不允許美國侵略者利用科學成果對人類製造災難。」一九五三年，余濱加入了九三學社，並任中央及上海市委員，作為民主黨派人士，他積極發揮個人作用，與黨同心同德，參與到了社會主義革命和社會主義建設中。

二十世紀五〇年代，在中國兒童中，麻疹的發生極為普遍，因麻疹而併發肺炎死亡的兒童每年不下十萬，征服這種嚴重的疾患，成為

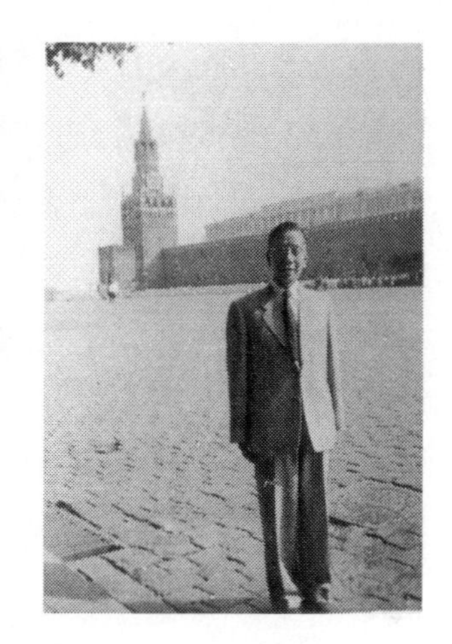

人們迫切的願望。余濱有感於作為一個細菌學專家的責任，首先與諸福棠、薛冰心、黃禎祥合作寫了〈關於痲疹研究近年來文獻的綜合報導〉一文，介紹了國外的研究成就；繼而在一九五六年全國十二年科技規劃會議上提出了「研究並試製預防痲疹減毒活疫苗」的提案，得到大會的批准。隨後，他在上海領導「痲疹研究小組」，經過各方面的團結合作、艱苦奮鬥，終於在國內製備痲疹疫苗成功，臨床應用大見成效，每年至少可挽救五萬以上患病兒童免於死亡，也使得幾百萬兒童免患此病，這在當時是一項趕超西方的科研成果。一九六二年，余濱發表了題為〈痲疹弱毒疫苗的研究〉一文，詳細地總結了有關經驗，此成果得到了國內外學者的一致公認。

二十世紀六〇年代初，西方無性繁殖細胞選擇學說興起，胸腺及淋巴細胞免疫學在國際上有重大突破。這方面的成就廣泛影響到基礎醫學和臨床醫學的各個領域，為了使中國在這方面迎頭趕上，余濱在國內大力宣導和宣傳免疫學的新成就，並組建了免疫研究室，《放射病與免疫》是該研究室的開門課題，在余濱的直接設計與指導下，做了大量的動物實驗，從大小動物經過致死量與亞致死量的射線所產生的病理變化中，認識到主要與體內的造血細胞和免疫細胞受損有關；同時又在某種微生物中提取一種物質用以保護動物減少射線損傷，在一定範圍內，保護動物不發生感染與出血，這一成果對於探討放射病的機理與治療有著巨大的意義。由於這方面的研究，在十年動亂中免疫研究室幸免於關門。而國際上轉移因素的發現是二十世紀四〇年代末期的事，由於十年浩劫和其它原因，中國在這個領域的研究起步較慢，二十世紀七〇年代初，在余濱的倡議和指導下得到開展，在他和同事們的共同努力下，創造了正常人轉移因素聯合抽提法，填補了國內空白，臨床實踐證明轉移因素能增強病人細胞免疫，對病毒及黴菌感染的病人有顯著療效。一九七八年，余濱憑此項成果榮獲全國科學大會個人獎。

一九七九年，在余濱的宣導下，在原先免疫研究室的基礎上，上海免疫研究所正式成立，余濱任所長，下設基礎免疫和臨床免疫等七個研究室，重點研究方向在免疫遺傳與免疫調節兩個方面。一九八〇年，該所被批准為世界衛生組織免疫遺傳學合作中心。同年，世界各國著名免疫學家雲集英國，組建國際免疫藥理學會，在籌委會上大家商討從世界各國最有名望的專家中推舉三十三人作為國際免疫藥理學會創始人，由於幾十年來在該領域的傑出貢獻，余濱的名字赫然在列。從此，這位一生從事「微」不足道的細菌研究的科學家的名字，永留世界微生物學與免疫學的光榮史冊。

作為民主黨派人士，余濱一九五八年就向黨組織遞交了入黨申請書，愛國愛黨愛民的理念深植他心，即使是幾番沉潛也未能澆滅他「生命的價值在於為人民服務」的信念，粉碎「四人幫」後，他再次當選為全國政協委員。一九八四年，八十二歲高齡的余濱夙願得償，華髮蒼顏的他面對鮮紅黨旗莊嚴舉起右手宣誓，光榮地加入了中國共產黨。他在組織生活會上，激動地表示：「生命的春天又開始了，要為黨和人民再作貢獻。」

一九八八年五月二十日，余濱因病醫治無效，溘然離世，享年八十五歲。作為國際免疫藥理學會的創始人和中國免疫學奠基人之一，他六十五年如一日，孜孜不倦地致力於醫學微生物學與免疫學的教學和科研工作，一生編寫編譯與主編的專著有二十二本，在國內外發表論文七十多篇，並且培養教育了一大批醫學英才，他嚴謹的科學態度和為科學事業無私奉獻的崇高精神，以及對中國和人民發自內心的熱愛都值得後人永遠紀念。

（楊靜）

開中西醫結合研究先河

——記瑞金醫院內科奠基人鄺安堃

鄺安堃（1902-1992），中國著名內科學家，博士生導師，一級教授。一九二九年畢業於法國巴黎大學醫學院，一九三三年獲醫學博士學位。一九三五年起歷任廣慈醫院兒科、內科主任，上海第二醫學院副院長、顧問，瑞金醫院內科、內科學教研室主任，上海市高血壓研究所、上海市內分泌研究所所長、名譽所長；中華醫學會理事、中華醫學會內分泌學會副主任委員、中華全國中醫學會副會長、全國中西醫結合研究會副理事長、國務院學位評審委員會委員；擔任第四、五、六屆全國政協委員，第二、三、四、七屆上海市人大代表。鄺安堃是中國中西醫結合治療和內分泌學研究的先行者之一。一九五五年在國內首先採用小劑量促腎上腺皮質激素等靜脈滴注治療急性血吸蟲病人。二十世紀五〇年代後期，他用現代醫學研究中醫陰陽學說和虛證理論，成功地建立陰虛和陽虛高血壓大鼠模型，同時又研究陰陽學說在臨床上的應用。他將內分泌學比作中西醫結合的橋樑，認為激素的對抗與陰陽學說、激素的回饋與五行學說極為相似。先後發表〈用現代醫學方法研究中醫陰陽學說的初步結果〉、〈中醫虛證理論的初步研究〉等論文，對西

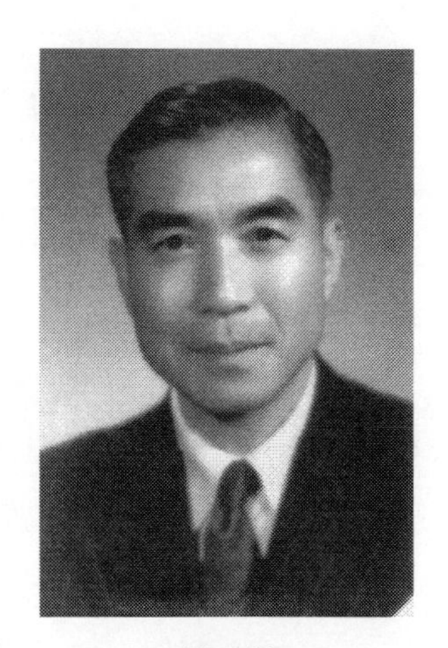

鄺安堃

醫學習中醫、開展中西醫結合研究起了帶頭作用。共發表論文近二百篇，獲七項衛生部科技成果甲級獎，二項上海市重大科技成果二等獎，一項三等獎，主編《臨床內分泌學》等專著四部，獲一九九四年全國優秀科技圖書二等獎。獲一九五五年上海市先進工作者、一九五六年全國先進工作者、一九七九年上海市及全國勞動模範、一九九一年全國高校先進科技工作者稱號。一九八五年被授予法國騎士勳章。

勤學少年立志報國

一九〇二年冬天，鄺安堃出生於廣東省臺山縣。他的祖輩大多到美國三藩市謀生，其叔祖父鄺其照精通英語，曾編寫過可能是中國第一本中英字典，並且為清政府率領過四期（共幾百人）幼童赴美留學。其中包括著名鐵道工程師詹天祐。他父親、叔、伯先後也在這四期赴美，哥哥、姐姐也先後赴美。鄺安堃年齡最小，就讀於上海中法中學（現光明中學）。

一九一九年，十七歲的鄺安堃已經在震旦大學讀到了理科二年級，並在此遇到了從法國前來任職的化學老師，而這位原老師的老師，則是法國里昂大學有機化學教授兼里昂化工學院院長、諾貝爾獎金獲得者 Grignard 教授。因聰敏好學，鄺安堃被老師推薦到法國念書，從此踏上長達十四年的留學之路。

鄺安堃先在法國里昂的一個中學念書。翌年，考上了里昂化工學院，在那裏，他終於有幸得到了世界著名有機化學家 Grignard 教授的指導。可是，就在少年鄺安堃躊躇滿志，預備著成為一名化學專家的時候，窮苦的中國人民卻被誣為「東亞病夫」。身為一介知識分子，又能如何報國？鄺安堃艱難地思索著這個問題，在這個過程中，他的志向漸漸轉向醫學，從而放棄化工學院的學業，轉而進入巴黎大學攻讀醫科。

當時，法國的醫學在國際上具有很高地位，住院醫師的考試制度十分嚴格。首先，鄺安堃在巴黎大學理學院讀醫學預科。在醫學院裏必須先考取初級醫師的職務，最後才能考住院醫師。初級醫師要考解剖、內、外科三門課程，內外科在三年級才開始學，一般讀到四年級後才能應考。半路出家的鄺安堃毫不退縮，他在課餘時間請內外科老師輔導，利用節假日去醫院實習，再憑藉著前兩年的理科基礎，在讀完大學六年級時，順利通過巴黎醫院住院醫師考試，成為考取這個資格的第一個中國人。這個考試對法國醫學生來說，也是異常艱難的，更何況是一個黃皮膚的中國人。隨著以後這個考試的取消，鄺安堃也可被稱作是唯一一位擁有這個資格的中國醫生。

擔任住院醫師的四年時間給了鄺安堃大量的機會和經驗，主任不在醫院時可以由他代為處方或進行手術。他跟隨著當時一些法國名醫學習，接受大內科的嚴格訓練。當時的大內科包括小兒科、皮膚科、神經科和傳染科等，鄺安堃有機會接觸大量的病人，積累了較為豐富的臨床經驗，把學到的基礎知識和臨床實踐結合起來，還學到了結合臨床搞動物實驗進行科研的方法和經驗。四年期間，他完成了十四篇科學論文，還在 Pagniez 教授指導下，完成了以 Brown-Sequard 實驗癲癇模型為題的博士論文。而在所有的教授中，尤以創立傷寒、副傷寒血清抗體與抗原反應而聞名於世的 Widal 教授對鄺安堃的影響最深。

一九三三年，舊中國處於內憂外患的最危險時期，鄺安堃毅然放棄了法國優越的生活，離開了生活了十四年的法國，回國從業。他在做出這個冒險決定的時候不是不知道，在當時，畢業就是失業，多少人懷才不遇，蹉跎半生，但這並不能阻撓他回國報效的赤子之心。令他感動的是，他的法國老師和同學們在他臨別前千言萬語囑咐他，為振興中華、為中國醫學事業、為培養醫學人才多作貢獻。

令他想不到的是，回國第二天，震旦大學校長 Germain 已瞭解到他曾是巴黎住院醫師，心中早已垂青於這個優秀的中國青年，這是多少法國學子也未曾實現的光榮理想啊。於是，鄺安堃被立刻聘到震旦醫學院任教，教授皮膚科和小兒科，而後又擔任廣慈醫院大內科主任。

鄺安堃在自傳中寫道：「我有了如此難得的機會，就廢寢忘食地發展廣慈醫院內科，決心把在國外學到的知識貢獻給中國人民，振興中國醫學事業。」

桃李天下好學一生

每年清明，瑞金醫院的醫護人員都會來到鄺安堃銅像前，敬獻花圈，緬懷恩師的教導。鄺安堃為瑞金醫院內科學科奠定了深厚的理論和實踐基礎，他的學識和精神成為一代代瑞金醫生學習的楷模。鄺安堃精勤不倦，一生培養教導了無數弟子，甚至到了八十歲高齡，仍堅持為醫學生上課，帶教碩士、博士研究生。逝世之前，生活並不寬裕的他又捐資建立了「上海第二醫科大學研究生獎勵基金」，可謂「春蠶到死絲方盡」。在他培養的弟子之中，王振義（獲得二〇一〇年度國家最高科學技術獎）、陳家倫、龔蘭生、唐振鐸、許曼音最為知名。

一支粉筆、一塊黑板，這就是鄺安堃為學生上課的情形。幾十年前的教學環境在硬體方面絕對無法比擬今日，但鄺安堃確是醫學教育領域內一位不可多得的好老師。瑞金醫院終身教授、內分泌科老前輩陳家倫教授說：「我們到了四年級以後開始聽鄺教授的課，他上課從不帶講義和課本，知識早已在他的腦袋裏，總是出口成章，娓娓道來。」學生們都愛上這位大教授生動有趣的課，但是同時也需要有高度的自覺性與刻苦精神才能跟得上進度。每次課後，同學們互相交流筆記，整理在一起，交由打字好的同學把筆記打一遍，再油印給各位同學。

而跟著鄺安堃查房的見習醫生也都深知老師要求之嚴格。每周查房時，鄺安堃決不允許學生拿著患者病史照章宣讀，必須脫稿彙報，以此考驗學生對患者病情的瞭解程度。因此，查房就是一件讓學生們非常緊張的事了。但鄺安堃告訴他們，他自己也是受過這種教育的，嚴師出高徒，這個傳統的教育觀念的確為瑞金培養了許多卓越的醫生。許曼音教授回想起當年時，笑著說：「我們雖然緊張，但也認為當醫生本該如此，腦子裏可沒多想什麼。」鄺安堃對學生有一個「特殊」的要求——小病講一小時，大病講五分鐘。具體來說就是，哪怕是一個很常見的小病，鄺安堃卻要求學生從發病原理講起，詳細地闡述一個小時才甘休；而一個罕見而複雜的大病，他又要求學生能夠在五分鐘之內就把精要總結完畢。看似是練習大而化小，小而化大的能力，實則讓學生在這個過程中全方位地理解各種疾病，而不僅僅停留於皮毛。

陳家倫用「時尚」形容了鄺安堃在學術上的風格，他追求「新」，對國際上新文獻的反應相當快，強調科學研究的「第一次」，他曾在六十多年前就告訴學生：「做學術不要只做人家做過的事情。」早年，鄺安堃雖年年為學生授課，但每年都添加新內容，從不墨守成規。他的求新精神影響了眾多後來者，使瑞金醫院內科至今保持著不甘人後，務實求新的奮鬥理念。

鄺安堃在自述中總結道：「教課時，我努力做到五件事情。一是教的東西自己必須熟悉；二是備課要根據世界醫學最新發展增減；三是根據不同對象確定教學方法，深入淺出；四是要脫稿講課，精神飽滿，語言清晰；五是注意學生的表情。」

誨人不倦，鄺安堃首先從自己做起，他的一生，真正印證了「活到老，學到老」的格言。年輕時，他便立下宏願，希望成為一名有「中國特色的醫生」，因而在從醫過程中開始嘗試中西醫結合的療法。由於多年留法，他的中文水準有限，回國後，他便請了老師專門指導他古文和書法，以便為今後攻讀中醫古書作準備。多年後，他不僅能夠寫出一手秀麗的漢字，而且漢語詞彙運用自如，使他日後的報告和演講更加生動。一九五八年，他聘請一名老中醫作為瑞金醫院內科顧問，開始研究中西醫結合。每個星期四，他和這名老中醫一同看門診，一同查房，長達八年，漸漸地，他也能單獨為病人開中藥方了。鄺安堃曾遇到過一例頑固性周期熱患者，病人多年在西醫院住院檢查，包括剖腹探查，都無法找到病因，也曾接受過一些老中醫診治，同樣無果。為此，病人不得不停止工作多年，苦悶萬分。一九六四年，這名病人來到廣慈醫院醫治。鄺安堃這個並非中醫出身的醫生卻想到了，中醫有久病必虛，甘溫能治大熱之說，於是用歸脾東加減治療，效果良好。

此外，鄺安堃又是一個聰穎敏銳之人。人的精力畢竟是有限的，但他總是能夠準確地判斷潮流的走向，社會的演進，從而使自己的學習有的放矢，不作無用功。解放前，他已堅信共產黨必將勝利，認定共產黨政府會向蘇聯學習，他便早早就學習了第三門外語——俄語。解放後，像他如此有學識又能講俄語的教授屈指可數。當他拜師老中醫時，坊間一些風言風語紛紛嘲弄那些老中醫，說他們把鄺安堃當作救命稻草。鄺安堃不理會這些，他相信新中國一定會尊重傳統醫學，中醫的地位必將日益提升。以後的事實，都證明了他具有敏銳的洞察力。在鄺安堃年逾七旬之時，他又開始學習第四門外語——德語，希望通過多種外語汲取外國經驗。

幾乎每一個評價鄺安堃的人，首先就會提到，他是一個學識極其廣博的人。也許因為他智慧的頭腦，也許因為他所受的良好教育，但不能否認的是，鄺安堃的「天才公式」和愛因斯坦的一樣，其中有百分之九十九的汗水。鄺安堃擅長法語，而英文相對較弱些，可是國外大多文獻資料皆由英文寫就。早年，若要學習珍貴的外國文獻，只能親自去看，若想保留，便只能抄寫。鄺安堃對文章「抄」的精神，就是他用功的寫照。

據說，在鄺安堃的子女處，還保留著他厚厚的抄寫本，他告訴學生，抄文章看似枯燥辛苦，其實有諸多樂趣。首先，抄比看更讓人印象深刻；其次，抄寫時能體會作者蘊含在字面下的深層意思；第三，抄的同時容易激發自己的思維，促使創作思路愈加活躍；第四，抄寫英文文章最起碼可以鍛鍊英文，練習寫字。鄺安堃的抄寫習慣保持了終生，後期，有時也會讓學生用相機翻拍文獻，他自己拿著放大鏡閱讀。

在實際工作中，鄺安堃深知自己也不是「萬事通」，他不在乎表露自己的不懂，常常邀約其它科室醫生與他一同診斷病情，向他人討教知識和經驗。就這樣，他漸漸擴大著自己「博」學的範疇。虛懷若谷，不拘門戶，不恥下問，博採眾長，鄺安堃用一生詮釋了一名學者和師者的優秀品質。

學貫中西一代良醫

鄺安堃剛回國時，正是二十世紀三〇年代傳染病極為猖獗的時期，傳染病防治工作就成了當時內科工作的重點。

一九三四年春天，鄺安堃在一次查房時，發現病房中有不少原因不明的氮質血症病人，輕者自愈，重者死亡。第二年，又住進一批類似患者。經過幾番嚴密的觀察與治療，證實了他們屬於回歸熱患者中的一種特殊臨床類型——氮質血症型。一九三六年，鄺安堃發表了關於此病症的論文，成為職業生涯中的第一個「全球第一」。

二十世紀四〇年代，鄺安堃又在國內較早確診了系統性紅斑狼瘡病人和結節性多動脈炎。雖然鄺安堃在國外接受了醫學教育，但他在實際工作中很快認識到，中國疾病有自己的特點，要做好一個內科醫生，不僅要結合國情，運用國外學到的知識技能和經驗，還要在「洋為中用」的過程中有所發現；不僅要多看書、知識面廣，接受新知識快，而且要有敏銳的臨床觀察，善於把新的知識應用於臨床實際，這樣才有可能發現許多新的病種和新的臨床類型，診斷許多疑難雜症，取得較好的治療效果。

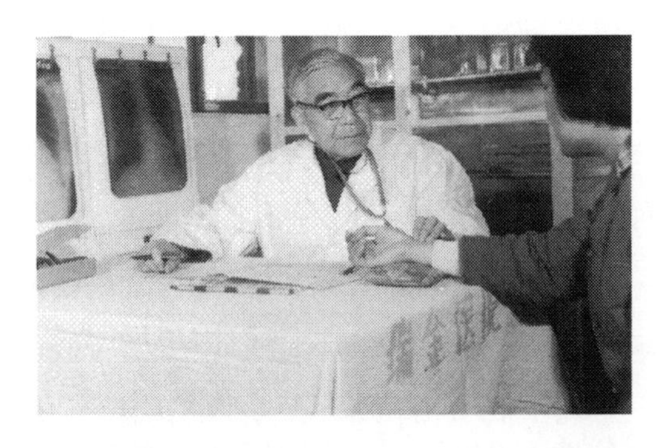

「可以說，從回國到中國解放的十六年中，我是在大內科的廣闊領域裏馳騁，這為我在解放後把重點轉向內分泌學和中西醫結合這兩個『高層建築』打下了寬廣堅實的基礎。」鄺安堃寫道。

一九五二年，上海第二醫學院成立了，鄺安堃著手建立了國內最早的內科實驗室。日漸豐富的人力物力使研究工作得以更順利地開展。一九五六年，廣慈將大內科分科，鄺安堃和他的同道們經過協商，分出了血液科、心臟科、內分泌科、消化科、腎臟科，而鄺安堃逐漸把注意力放在內分泌學科上，當時的內分泌學科在國內十分薄弱，他決心建設具有中國特色的內分泌學。

中華醫學會內分泌學會主任委員、瑞金醫院副院長寧光教授曾寫到一段緣起，說明了鄺安堃在引領內科學發展的同時，如何專注於內分泌學科，並使之在以後的幾十年成為瑞金醫院的王牌學科之一——二十世紀四〇年代，中國對風濕病疾病的研究剛剛起步，鄺安堃教授敏銳地意識到這是內科學的一個新的分支，並在國內最早報導了系統性紅斑狼瘡和結節性動脈炎等疾病。同一時期，在美國，Philip Showalter Hench 教授（美國陸海軍總院的風濕病中心主任）在二次世界大戰結束後回到著名的 Mayo Clinic，繼續其風濕病的研究。Hench 發現了一個有趣的現象，類風濕性關節炎的患者在黃疸發生後疼痛有所減輕，而後他又發現女性患者妊娠時風濕疼也會減輕。而在 Hench 與同在 Mayo Clinic 工作的化學家 E. C. Kendall 博士討論此現象時，後者在此以前已在腎上腺皮質內提純了多種類固醇激素，他們共同認為，發生在類風濕性關節炎的這一神奇現象是由於自身的腎上腺皮質激素分泌增加導致的，於是他們獲得 Merck 公司提供的可的松，並在一九四八至一九四九年期間應用於類風濕性關節炎的治療，獲得明顯效果。此事引起醫學界的轟動，Hench 和 Kendall 也因此獲得一九五〇年的諾貝爾醫學獎。遠在中國的鄺安堃注意到此事件，同時也引發了他對腎上腺皮質激素及其相關疾病的關注，並使他的興趣轉向了內分泌學的研究。

一九四九年年底，上海已經解放半年，戰事的結束，和平的到來，尤其是中國共產黨領導的人民政府對人民健康的重視，為鄺安堃的醫學事業發展創造了和平自由的環境。為此，他寫道：「解放後，共產黨和人民政府很重視醫療衛生事業，我全身心地投入到了社會主義新型醫科大學的醫教研工作。」此外，他以後事業上的兩位重要助手——陳家倫和許曼音，也結束了在震旦大學醫科基礎課的學習，轉到廣慈醫院開始了他們實習醫生的生涯，並於一九五〇年正式進入廣慈醫院內科工作。

解放初期，物質匱乏，條件簡陋，鄺安堃和他的學生們雖然希望開展腎上腺皮質激素的研究，但他們既沒有提純的腎上腺激素，更沒有測定激素的方法，如何進行這方面的研究呢？依舊是在美國，有一位叫 Thorn GW 的醫生發現血嗜酸細胞在腎上腺皮質激素增加時明顯減少，這啟發了鄺安堃和他的學生，用嗜酸細胞直接計數來表示腎上腺皮質功能。結果發現，在應激狀態下，由於腎上腺皮質分泌大量理糖激素，血中的嗜酸細胞明顯降低甚至歸零，若應激減輕，則嗜酸細胞回升。他們最初利用此現象來觀察傷寒病人的病情轉歸，成為一個瞭解病情趨向的很好的指標。繼而，他們又將此指標用於腎上腺皮質功能低下的診斷，亦獲成功。為了能更好地說明應激時腎上腺皮質的反應和為外科手術病人的轉歸提供一個敏感而客觀的觀察指標，鄺安堃又指導陳家倫和許曼音與外科合作，測定手術病人嗜酸細胞計數。這項工作歷時兩年，首先在中華醫學會上海分會一九五一年會上宣讀，引起關注，後又發表於《中華醫學雜誌外文版》上，成為廣慈內分泌起源的標誌。

在鄺安堃的從醫生涯中，對於原發性醛固酮增多症（簡稱原醛）的診斷讓國內外學者驚歎不已。原醛一九五五年先在國外被診斷，一九五七年，廣慈醫院內分泌科則發現了國內第一例。那時的實驗室位於三號樓五樓，是一間三十平方米的房間，僅配有三至四件簡易的儀器和一個實驗儀器——一臺火焰分光光度計，用於測定血電解質。當時測定糞便電解質需要用鹽酸消化和提純，這過程中散發出難聞的氣味，把「鄰居們」薰得關窗躲避。但就是在這種惡劣的環境下，鄺安堃和他的學生們不斷深入和積累對電解質平衡的認識。因為沒有直接能開展醛固酮測定的方法，他們運用火焰分光光度計，使原發性醛固酮增多症患者血鉀降低和尿鉀增加的情況得以證實。此後的三十年，鄺安堃和他的弟子們一共診斷了原醛病人近二百例，為國內最大系列。

此外，鄺安堃他們還於國際上較早發現了雌激素水準升高與男子乳房發育有一定關係；用促腎上腺皮質激素合併氯黴素治療嚴重傷寒、西蒙一席漢氏綜合徵，自身免疫性阿狄森氏病、血紫質病，應用睾丸酮改善雌激素絕對或相對增高……

十四年的留法生涯，使鄺安堃學習成為一個真正的西醫，但作為一名炎黃子孫，中國文化早就在他的心目中深深紮根。通過大量的臨床工作，他深刻認識到中醫理論和現代醫學之間千絲萬縷的聯繫，兩者既對立又統一，而數千年來，中醫保障著中華民族的繁衍和健康，必有其道理，因此，他不在乎自己的地位，再度拜在中醫大師陳道隆門下。

一九五八年，上海市高血壓研究所成立，在人員少、條件差、經驗缺的情況下，鄺安堃學起了氣功，將其應用於治療原發性高血壓病的研究。通過近二千例病人，肯定了氣功對原發性高血壓病有較好的療效。另外，鄺安堃還採納了現代實驗醫學中的動物模型來研究中醫理論，成為中西醫結合研究最早的實踐者和開拓者。他還創造性地建立了可的松陽虛動物模型、陰虛和陽虛高血壓動物模型等，首次用現代醫學的方法證實了中醫的陰陽拮抗理論，成為中西醫理論結合的開山之作。

鄺安堃也研究了陰陽學說在臨床上的應用。甲狀腺功能亢進和減退是一對個性矛盾，按中醫辯證甲亢屬陰虛，甲低屬陽虛，是一對共性矛盾。測定血漿環磷酸腺苷和環磷酸鳥苷發現，甲亢、陰虛和甲低、陽虛為另一對共性矛盾。鄺安堃提出以中藥、西藥和中西藥合用來糾正這三個矛盾的治療假說。他繼而對三十三例甲低病例進行試驗，結果單用中藥，臨床療效明顯，T3、FT3含量明顯上陞，T4亦有所上陞，TSH 明顯下降，血膽固醇含量明顯下降，cAMP/cGMP 比值明顯上陞。中藥加甲狀腺片30或60 mg/d，效果更好，特別適用於老年人伴心血管病患者和對甲狀腺片有副作用或有抗藥性者。中藥治療甲亢也有效果，血漿環核苷酸也轉向正常，但療效不如甲低明顯。

鄺安堃不僅力爭發展自己負責的學科，同時也衷心地希望他們的知識成果能夠為更多人分享，讓更多老百姓受益。一九七八年，全國第一次科學技術大會和中國共產黨十一屆三中全會相繼召開，改革開放、「科學技術是第一生產力」成為當時中國科技界的主題詞。一九七九年，上海市內分泌研究所宣告成立，為這個研究所成立嘔心瀝血的鄺安堃擔任第一任所長。同一年，由瑞金內分泌研究所主編的國內第一部有關內分泌的專著《臨床內分泌學》出版。仍舊是這一年，在經過試點班之後，衛生部正式委託瑞金內分泌研究所舉辦全國內分泌進修學習班，至今已有來自國內逾千位學員結業，成為中國內分泌學界最重要的人才培養基地。從這個培訓班走出去的醫生，很多都成了全國各個地區的學科帶頭人，枝繁葉茂，惠澤眾生。

鄺安堃深知自己不僅是一名學者，更是一名醫生。一個好醫生，決不能埋頭做研究。他常說：「詢問病史是診斷的首要環節，醫生首先要和患者建立良好關係，取得患者的完全信任，患者才會把病史完整地、毫不隱瞞地告訴醫生。」他曾舉例說，比如一個發皮疹的病人找不到原因，而在坦誠相待取得病人的信任後，他告知鄺安堃他曾為治療陽痿服了一些特殊的藥物，這個「秘密」幫助鄺安堃作出了準確的去過敏診斷。此外，診斷是一件非常嚴謹的工作，有時候一種疾病會掩蓋另一種更為嚴重的疾病，不能因為明確了一種診斷而稍有放鬆。系統體檢也是十分重要的，與病史相結合有助於診斷疾病。又如，有一個病人，病史疑似類風濕性關節炎，在體檢時發現脾臟腫大，懷疑為 Felty 綜合徵，檢查後發現白細胞減少，從而肯定了診斷。鄺安堃認為，現代雖有許多先進的技術，比如 CT、核磁共振等，但並非每個病人都有機會或有必要接受儀器檢查，先進的儀器並不能替代臨床思維。

鄺安堃的老病人都不會忘記，鄺醫生問病史極富技巧。剛開始，他被動地聽，抓準重點，有了大致概念後，他再有針對性地深入詢問。對於體格檢查，他也很是嚴謹，由於以前的放射學儀器不發達，他就靠手中那只聽診器來檢查，別人常見他那只聽診器頭會在患者身上一寸一寸地移動，他則是一副屏息凝神的傾聽神情。

嚴於律己鞠躬盡瘁

剛解放時，鄺安堃和大多數醫生一樣，擁有自己的私人診所。此時，國家號召醫生放棄自己的診所，全心全意投入到公立醫院的工作中。鄺安堃二話沒說，成了廣慈醫院第一個放棄私人診所的醫生。他這麼一帶頭，別人紛紛緊隨其後。

雖然作為廣慈大內科的奠基人，但鄺安堃虛心向同行求教，知人善用，始終向人才敞開大門。二十世紀五〇年代，供職於上海第二醫學院生化教研室的主任丁霆受邀加盟鄺安堃麾下。丁霆曾任職於著名的巴斯德研究所，解放初期建立血氨擴散定量法測定血氨，並用於血吸蟲肝硬化門脈高壓的診斷，是一位成就卓著的生化學家。在丁霆的幫助和指導下，廣慈內科實驗室建立了許多激素的測定方法，為內分泌疾病的診斷提供了有力工具。一九五九年，丁霆正式加入了廣慈內科實驗室，內科實驗室也逐漸將重點放在激素測定方法的研發上，並於一九六四年經學校批准升格為上海第二醫學院內分泌實驗室。

鄺安堃的一生受到同道和病人的尊重、愛戴，但在十年浩劫期間，他卻被扣上「反動學術權威」的帽子，深受其苦。瑞金醫院已退休的心胸外科老主任張世澤回憶道，有一次，他正走到醫院門口，忽然見到馬路對面有一位步履蹣跚的老人，走幾步，就艱難地彎下腰，用拳頭敲敲腿。張世澤定睛一看，那不是鄺安堃教授嗎？於是趕忙奔上去扶著鄺老。鄺安堃連連擺手，讓張世澤不要「多事」，以免被別人看見，連累了他。在工作中，鄺安堃是一位威嚴的大教授，但在生活中，他善解人意，處處為他人著想。

據鄺安堃晚年的秘書李怡華回憶，鄺老的嚴於律己體現在他工作和生活的方方面面，滲透進每一個細節，甚至可以用「苛刻」來形容。有時候他需要請李怡華記錄他口述的東西，寫完之後，他還要反覆修改，尤其是牽涉到外文時，他錙銖必較地核對、修改，辛辛苦苦地查字典，秘書主動提出自己帶回去覆查，鄺安堃卻是一百個不放心，非要當場搞清楚不可。

二十世紀八〇年代初，鄺安堃參加一次內科學會議，作為四個內科學特約代表之一，組織者請他在會上發言二十分鐘。為了這二十分鐘，鄺安堃整天在辦公室練習這段演講，請秘書幫他記時間，因為，在鄺安堃心裏，既然說明了是二十分鐘，那他的發言就不能是二十一分鐘，也不能是十九分鐘。

作為一位地位頗高的國家一級教授，鄺安堃的月工資曾經是三百六十元，比普通人不知高出多少，可他訂閱雜誌每年便要花銷一千多元，平時的他衣著樸素，飯菜簡單，不沾煙酒，可能除了喜歡看足球，也無其它特別的享受了。他的生活極有規律，每天幾乎都要到體重計上過磅，力求保持在七十公斤，一個對體重都如此認真之人，更別提在其它方面了。所以鄺安堃的許多學生見了他多少有些畏懼，倒不是怕他的凶，而是怕他的較真。

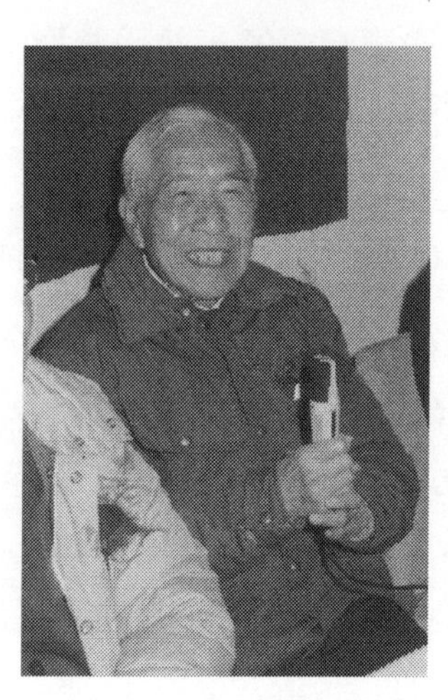

一九九〇年一月鄺安堃教授在「祝壽」會上

可是一旦離開了學術領域，鄺安堃又變得謙恭而清貧。他平日出行時，可以使用院

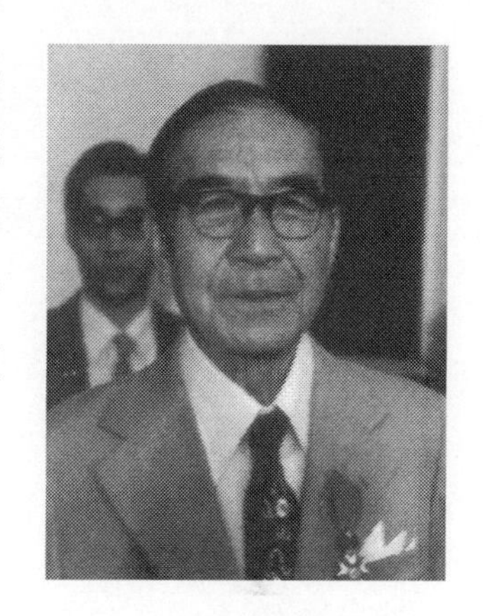

方的汽車。有一次他要去常熟開會，就讓秘書去打聽長途汽車的班次，秘書去了，竟然受到了別人的指責，因為她居然「容許一個年事已高、德高望重的大教授坐長途巴士去外地開工作上的會議」。秘書於是建議他改坐計程車或者公家的汽車去，鄺安堃不同意，他不願意麻煩別人，最終，秘書只能自己陪著鄺安堃一路坐巴士到了常熟。

一九九二年，鄺安堃教授走完了他輝煌的一生，仙逝於八月二日，享年九十歲。鄺安堃去世前，毅然將自己的十萬元積蓄捐贈給了當時的上海第二醫科大學作為獎學金，這是一個「萬元戶」都很稀奇的年代，鄺安堃一生奉獻學術，以至於老驥伏櫪，鞠躬盡瘁。

鄺安堃教授一共發表論文近二百篇，獲七項衛生部科技成果甲級獎，二項上海市重大科技成果二等獎，一項三等獎，主編《臨床內分泌學》等專著四部，獲一九九四年全國優秀科技圖書二等獎。他還獲一九五五年上海市先進工作者、一九五六年全國先進工作者、一九七九年上海市及全國勞動模範、一九九一年全國高校先進科技工作者稱號。一九八五年被授予法國騎士勳章。

鄺安堃一生的成就絕不是小小篇幅便能道清的，因為無論是他的治學，還是做人，都為晚輩們留下了豐厚的精神遺產。他逝世後，學生們獻上的輓聯上書寫著：

學貫東西，探岐黃奧秘，節節攀登，中西醫結合楷模；
譽滿中外，察體液精微，孜孜求索，內分泌學派先驅。

（章米力）

赤誠愛國的一代名醫

——記原瑞金醫院骨科主任葉衍慶

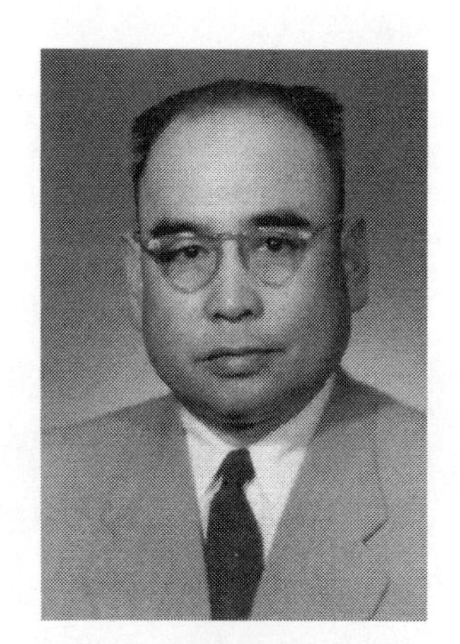

葉衍慶

葉衍慶（1906-1994），祖籍江蘇吳縣。九三學社社員。一九三〇年畢業於山東齊魯大學醫學院，獲醫學博士學位。一九三一年到一九三三年在上海雷士德醫學院讀研究生，畢業後任仁濟醫院外科醫生。一九三五年到一九三七年去英國利物浦大學深造，獲骨科碩士學位。回國後，曾任上海仁濟醫院骨科主任、上海百醫生聯合診所骨科醫師、上海女子醫學院和上海聖約翰大學醫學院教授。一九四二年到一九四五年被上海瑞士領事館聘為國際紅十字會醫師。一九四八年九月到十二月，赴美國進修骨科。一九五〇年八月到十一月，在華東公安後勤部上海醫院擔任骨科顧問。一九五〇年八月到一九五二年九月，任上海宏仁醫院骨科主任；上海第二醫學院成立後任第二醫學院外科主任。一九五三年兼任瑞金醫院骨科主任，一九五五年任醫療系主任。一九五六年成為瑞士國際外科學會會員。一九五八年任上海市傷骨科研究所副所長，後任所長、名譽所長。一九八〇年任中華醫學會理事、中華骨科學會名譽會長。一九八一年任衛生部醫學科學委員會委員。一九五五年到一九七七年擔任上海市第一、二、三、四屆政協委員，一九七七年到一九八八年擔任上海市第七、第八屆人大代表。曾在一九五五年、一九七七年被評為上海市先進工作者。出版《中國整骨科的科學成就》、《中國整骨科對國外的交流和影響》等專著。

生逢亂世求學齊魯

一九〇六年一月，天氣異常寒冷，地處江南地區的江蘇吳縣十一月份就下起了鵝毛大雪，天地之間白茫茫的一片，到處都是銀裝素裹的世界，但卻難掩經歷苦難的中華大地的殘破與衰敗， 泱泱華夏大地多了份悲涼與悽楚。一絲嬰兒的哭啼打破雪後的沉寂，他的呱呱哭聲為葉家增加了少有的歡樂。按照族譜輩分，父親給他取名衍慶。

葉衍慶的祖父葉承炳，曾在金華做過小官，所以這個家族也可以算是一個官宦之家。但在當時混亂的社會裏，國家貧弱，人民困苦，官並不好當。葉承炳雖然在朝為官，但卻痛恨國家吏治腐敗、政治黑暗，比較欣賞林則徐、魏源等人的「師夷長技以制夷」的主張。所以把他的兒子葉功甫送到日本留學，學習新的科學技術知識。葉功甫秉從父命，求學於日本，主要攻讀地質專業。地質專業是一門對技術要求很高的專業，但當時的中國現狀，政局混亂，科技落後，使得學成回國後的葉功甫並無用武之地，只得棄文從商，經常奔波於山東、上海之間。隨著國內民族資本主義的發展，商人在當時的社會地位有所抬升，所以葉家憑殷實的家境在當地享有一定的聲望，作為長子的葉衍慶自然受盡家人的疼愛。尤其是父親，更是對兒子寄予了厚望。

葉衍慶小時候的家教非常嚴格。清末新政期間，清政府頒佈了《欽定學堂章程》和《奏定學堂章程》，綜合歐、美、日等國辦學思想來發展中國的高等教育事業，借鑒和吸收西方辦學的先進經驗，來發展新政時期的新式學堂。一九〇五年取消了傳統的科舉取士制度，但他的父親並沒有因為科舉制度的廢除而放棄對傳統文化的信仰，認為多學習學習中國傳統文化知識對以後的發展肯定會有很大的裨益。在父母的要求下，葉衍慶仍讀了幾年的私塾，由於聰明異常，學業優秀，所以深得先生的喜愛。讀完私塾後，為了讓他能夠進一步接觸新的科學知識，父母把他轉入到美式初等中學。一九一六年葉衍慶從初等中學畢業，轉入北京駐外北半截胡同江蘇小學，一九一九年以優異的成績考入北京師大附中。

此時就讀於北京師大附中的葉衍慶並沒有「兩耳不聞窗外事，一心唯讀聖賢書」，這位江蘇籍的男生時時刻刻關注著國家之事。傾巢之下安有完卵？他始終堅信個人的前途與國家的前途息息相關，一個國家沒有前途，個人的前途再好也是徒勞的。

「野蠻其體魄，文明其精神。」一個人不但要擁有超群的智慧和知識，還要有強健的體魄，提高國人的身體素質的辦法很多，但醫學在此方面更具有指導性作用。因此近代中國注重醫療衛生建設，特別是對西方醫學知識的借鑒、學習，西醫教育在中國近代史上更是一項嶄新的工程，培養現代化的醫學人才是改善當時的社會衛生狀況和提高國人的身體素質所必需的。

因此，葉衍慶在一九二三年六月附中畢業後，就毅然選擇了醫學，考入了坐落在山東濟南的齊魯大學醫學院。在大學期間，他刻苦攻讀，無論是平時測驗還是期終、年終考試，葉衍慶都以優異的成績在全校名列前茅，對於許多同學來說較為困難的問題，在他手中也是迎刃而解。一九二五年，在葉衍慶大學二年級期間，由於家裏發生了變故，他和母親及同胞兄妹遷離故鄉，搬到濟南居住，其母辛苦工作，供他讀完學業，所以葉衍慶非常孝敬自己的母親。

親歷戰火治病救人

一九三〇年六月，葉衍慶以優異的成績畢業，被齊魯大學附屬醫院特聘為內科住院醫師。為了在醫學方面有更深的造詣，一九三一年七月，葉衍慶輾轉來到漢口，在英國教會辦的協和醫院工作。但他只在漢口工作了七天便經好友介紹到上海雷士德醫學院讀研究生，畢業後任仁濟醫院外科醫師。

葉衍慶自幼聰穎、機智過人，長大後更是風流倜儻、學識超群，在學校上學時成為廣大女生追求的對象。一九三三年初，才子佳人，天作之合，葉衍慶與大學同學陳淑娥在上海完婚，並在婚後陸續生有兩女一兒。一九三五年秋，由於德才兼備，醫學功底較深厚，葉衍慶獲得霍氏留學生獎金讚助到英國利物浦留學，主修骨科。葉衍慶後來說：「在利物浦的幾年，我懂得了骨科的基本規則，我們要正規地使用這些規則，才能在治療工作中，不犯或少犯錯誤。」

良好的機遇為葉衍慶奠定了紮實的專業基礎，一九三六年秋他以優異的成績修完各門課程並獲得骨科碩士學位。一九三七年英國骨科學會授予他英國皇家骨科學會會員的資格，成為《骨和關節外科雜誌》（JBJS）（英國版）終生免費訂戶。

一九三七年七月七日，「盧溝橋事變」爆發，拉開了日軍全面侵華的序幕，中華民族面臨國破家亡的危急時刻，長達八年的抗日戰爭就此開始。隨著戰爭的持續，傷兵越來越多，國內急需醫學人才。報國之心極為迫切的葉衍慶，認為必須回國參加抗日工作才是一個炎黃子孫的責任，於是毅然離開英國，返回中國。回國後，他曾兩次到南京衛生部要求到前線工作，但因沒有人介紹，都碰了壁。服務前線的志願難以實現，不得已他仍然回到仁濟醫院，但依然時刻關注著戰爭的進展情況。

在「八一三」淞滬抗戰期間，全國各族人民同仇敵愾，紛紛支持前線，有錢出錢，有力出力。上海很多地區的醫學院校紛紛成立傷病救護醫院。在「八一三」事變爆發翌日，震旦大學醫學院畢業同學、在校師生及法醫研究所共同籌設救護醫院，即被中國紅十字會上海市救護委員會編為第三救護醫院。不久，仁濟醫院也設立了傷兵醫院，葉衍慶成為上海紅十字會骨科中心小組成員之一（中心小組成員共有五人），他們在有限的醫療衛生設備條件下夜以繼日地搶救傷患。在短短的數月之間，經他們治癒的傷患不下千人。會戰結束，上海被日軍佔領，傷病醫院也完成了它的使命。

一九三九年，仁濟醫院外科主任英國人藍森醫師，因為欣賞葉衍慶的醫術和人品，聘請他到自己的聯合診所擔任顧問。醫者需有精益求精的鑽研精神，在此期間，葉衍慶每次在手術前都仔細檢查分析病人的狀況，經他手術的病人在術後都沒有出現不良情況，康復較快。葉衍慶對每一個技術問題的闡述，必有其來源及出處。決不任意推理和杜撰發揮。他負責嚴謹的治學態度，深深地影響了下一代。每當大家有問題要請教他時，他總能給出答案，並告訴他答案的來源，源自何本雜誌，甚至可以告訴你在第幾期，作者是誰，所以人稱他為「活詞典」。而他對人最重的批評就是「這個人是不讀書的」。由於良好的社會聲譽和過硬的專業技術，葉衍慶還受聘於上海女子醫學院和聖約翰大學醫學院，擔任骨科教學工作。

一九四一年太平洋戰爭爆發，日本軍方隨即派員進駐仁濟醫院，控制行政、藥局兩個部門。一九四二年二月正式接管，把仁濟醫院作為日本陸軍醫院。為籠絡醫院原有醫學人才為日軍服務，日本陸軍部宣佈留院任職的中國人仍可獲得較為豐厚的報酬。葉衍慶看到日本人趾高氣揚，把醫院當成一個大囚籠，醫院大門前不但架有鐵絲網，職工出入也被日本人監視。有一次，葉衍慶在上班途中由於腦中想著病人之事，過關卡時沒有向日本人鞠躬，被日本人攔住羞辱並當眾罰站，此事給葉衍慶極大的震撼，自尊心受到極大的侮辱，所以他堅決拒絕繼續留在仁濟醫院工作，表示誓死不為侵略者服務。後來，葉衍慶通過藍森介紹，來到瑞士領事館，成為國際紅十字會骨科醫師。但是，由於在這裏只能醫治集中營的英美病人，而不能為自己的同胞服務，葉衍慶感到非常苦惱，所以準備自己掛牌行醫，給廣大窮苦的中國人看病。在經費不足的情況下，葉衍慶只好暫時加入了在四明銀行（寧波路江西路路口）樓上其妻陳淑娥的診所。這裏雖然條件艱苦，但葉衍慶仍以高尚的職業道德，治病救人的博大情懷，為眾多的普通群眾提供了一處廉價看病的地方，在當時上海享有盛譽。

抗戰勝利後，葉衍慶回到仁濟醫院內科診所，主要工作是門診、手術和體檢，主要病源是英籍人士，所以有一部分收入是港幣。但由於當時國內政局不太穩定，特別是國統區的經濟局勢變化比較大，國統區所用的貨幣隨時都有貶值的危險，從一九四六年開始，葉衍慶便在香港滙豐銀行立了一個帳戶，把每月診費所得的港幣陸續存入進去。至一九四八年冬，他在香港的存款已積累至約港幣五萬元。解放後，他把這些存款都轉入國內的人民銀行，支持國家的經濟建設。

第二次世界大戰後，骨科學取得了許多新成就。由於葉衍慶積極進取的專業精神和豐富的臨床實踐經驗，入選為去美國進修的候選人。一九四六年在聖約翰大學外科教授麥克利根的推薦下，美國費城大學向葉衍慶發函邀請他去美國進修。他一九四七年領到護照，一九四八年秋他踏上了去美國深造的路程。當時預計在美進修六個月，但到美不久，他即獲悉解放戰爭已進入到戰略決戰階段，預感到國內要發生巨大的變化，加之其它諸多原因，葉衍慶僅在芝加哥、波士頓、費城、紐約、三藩市等地進修了三個月，就匆忙趕回了國內。當時三藩市的著名骨科專家，加州大學三藩市醫學院骨科主任 Abbott 教授極其欣賞他的紮實基礎和豐富的臨床經驗，邀他留在三藩市共同工作。他卻回答道：「我是中國人，我要回中國，為中國病人工作。」

一九四九年初，葉衍慶在香港工作了一段時間後，於三月攜全家人回滬，這是他人生中最重要的選擇，猶如漂泊大海的小船終於找到了安詳寧靜的港灣。葉衍慶放棄在香港的優越工作條件，毅然回到時局動盪的中國，表現了他赤誠的愛國之心與偉大人格。

醫學大師世人景仰

葉衍慶滿懷著建設新中國的情懷，積極地投入了新中國骨科事業的建設之中。

首先，葉衍慶致力於上海第二醫學院的建設，貢獻極大。由於中國近代醫學事業起步晚，所以國家和政府極其需要、極其重視醫學人才，給予了他們極大的信任。一九五〇年八月到十一月，葉衍慶在華東公安後勤部上海醫院擔任骨科顧問；一九五〇年十一月調至上海宏仁醫院。

一九五二年院系調整的方針一下達，葉衍慶便放棄了自己診所的工作及優厚的收入，全身心地投入到創建上海第二醫學院的工作。他四處奔波，組織專家教授，說服心存顧慮的人們，解決派系思想，鼓勵大家全心全意為創立新的教學體系而努力。上海第二醫學院成立後，他擔任外科主任，一九五三年又兼任廣慈醫院骨科主任，一九五五年任醫療系主任，在制訂教學計劃、建立教學組織、改進教學管理、提高教學品質等方面做了大量工作。他開拓進取，不畏困難，使學院外科學課程按時開課，為推動中國醫學教育事業貢獻了力量。與此同時，他還率領學生們在仁濟、廣慈、宏仁等醫院建立了新的骨科體系，開展了骨科教學醫療工作。一九五五年，經教育部核准，上海第二醫學院微生物學、生物化學、內科學、外科學、兒科學、口腔醫學等十二個學科可以開辦研究生教育，學制二至三年，高鏡朗、鄺安堃、葉衍慶、蘭錫純、黃銘新等二十八位教師被評為副博士研究生導師。一九五六年七月十六到二十一日，衛生部召開高等醫學教育計劃、教學大綱修訂會議，余濱、鄺安堃、謝大任、葉衍慶、蘭錫純、郭迪、佘亞雄、聶傳賢、席應忠等九位代表參加。與會代表根據當前中國高等醫學教育狀況和「二醫」醫學教育的實際需要，發表了自己對醫學教育發展趨勢的看法和建設性意見。一九六〇年六月七日，以蘇聯醫科學院副院長弗・特・季馬科夫院士為首的蘇聯醫學科學院代表團一行三人，在中國醫學科學院副院長沈其震和上海市衛生局副局長杜大公的陪同下，到上海第二醫學院參觀了上海市傷科研究所和高血壓研究所。時任副院長、上海市高血壓研究所所長章央芬和副所長鄺安堃以及傷科研究所副所長葉衍慶等接待了蘇聯貴賓，雙方交流了各自的科研技術經驗，並表示在今後繼續加強合作。

一九七八年八月十八日，葉衍慶被任命為醫學系一部主任。一九八二年，醫學系一部進行骨科教學改革嘗試，提議用一半的時間讓學生臨床自學，以提高學生的自我動手和臨床實踐能力，取得良好的成效。

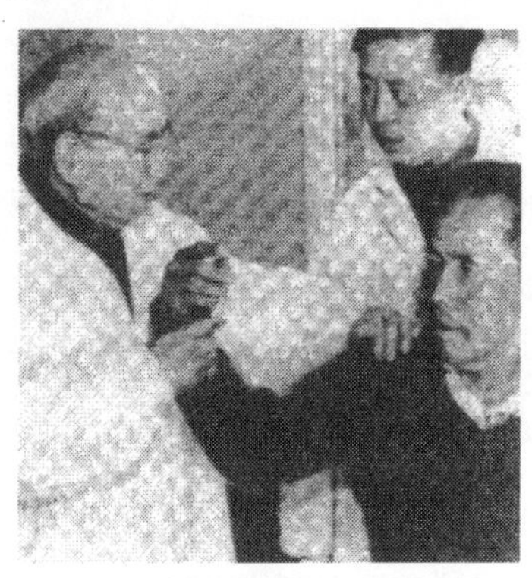

葉衍慶教授為病人診治

其次，葉衍慶學術上的成就非常突出。

葉衍慶不但有一顆赤誠之心，還具有過硬的專業技能。作為骨科學的老前輩，他和北京的孟繼懋並稱為「北孟南葉」，在國內有很高的威望。葉衍慶致力於新技術、新學術的研究工作，力求精益求精。四〇年代中期，他首先在國內開展了三翼釘治療骨頸囊內骨折的手術；一九五〇年首先在國內進行了腰椎間盤摘除手術；他還引進了麥氏截骨術，此手術對治療股骨頸新鮮及陳舊骨折起了很大的作用。一九五六年，澳大利亞有一位矯形外科專家來中國訪問時就表示過對葉衍慶的欽佩之情，後又在英文版的《骨與關節外科雜誌》上著文稱讚過他。

葉衍慶除對矯形外科學很有研究外，對骨結核、小兒麻痹後遺症等其它方面骨的疾病也都有一定貢獻，如國內首創「脊柱椎體前外側減壓手術治療截癱」，挽救了很多胸椎結核併發截癱病人的生命。葉衍慶還認真研究中國醫學，發表《中國整骨科的科學成就》、《中國整骨科對國外的交流和影響》等專著，同時重視骨科基礎理論的研究，從生化、病理等方面探索骨折癒合機理，提高醫療品質和學術水準，所發表的論文有〈急性肩關節前脫臼的安全復位法〉等三十多篇。這些都是葉衍慶長期鑽研的結晶，對中國骨科醫學的發展起了重要的推動作用。

一九五七年，葉衍慶受衛生部聘請參與編寫和評閱醫科院校教科書工作。編寫和評閱的教材有：《眼科學》、《基礎兒科學》、《外科總論》、《系統外科學》、《系統內科學》、《口腔內科學》、《口腔頜面外科》、《拉丁文》、《口腔科學》、《兒科學》、《系統兒科學》、《小兒外科學》、《小兒矯形外科學》、《小兒傳染病學》、《口腔矯形學》、《微生物學》。一九五八年在葉衍慶的努力和堅持下，上海成立了中國第一個傷骨科研究所，葉衍慶任副所長。一九六三年葉衍慶參與了上海市第六人民醫院陳中偉醫生實施的中國首例斷臂再植手術，取得了巨大成功。一九六三年九月二十一至二十九日，傅培彬、董方中、鄺耀麟、葉衍慶、張滌生、過邦輔、史濟湘、柴本甫、蘭錫純、王一山等一起參加中華醫學會第八屆全國外科學術會議。此後他歷任上海第二醫學院外科主任、瑞金醫院骨科主任、醫療系主任、瑞士國際外科學會會員、上海市傷骨科研究所所長、名譽所長、中華醫學會理事、中華骨科學會名譽會長、衛生部醫學科學委員會委員。由於葉衍慶在一九五〇年夏令防瘵運動中的突出表現，榮獲上海市人民政府衛生局頒發的積極工作獎章；一九五五年獲上海市先進工作者稱號；一九五六年成為國際外科學會會員；一九七七年被評為上海市先進科學工作者。

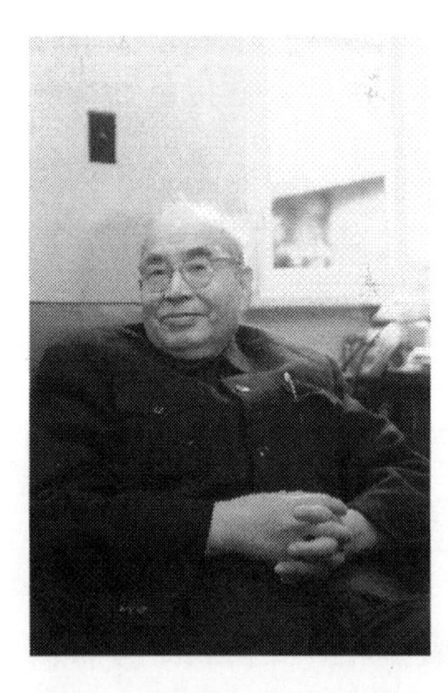

葉衍慶在學術上取得重大成就的動力就是他有一顆赤誠的愛國之心，一種想把中國醫療事業推向醫學高峰的堅毅信念。解放後通過加強無產階級思想的學習，葉衍慶積極向黨靠攏，消除了以前那種自由散漫的思想，孜孜不倦地教育學生，在對他們提出嚴格要求的同時，又非常細緻地加以呵護，關心他們的成長，注意培養每個學生的特長，言傳身教。他的優良品質和高尚的道德情操對下一代形成良好的醫德和人格樹立了榜樣。據他的學生錢不凡回憶：「他曾把他在英國進修期間所記錄的六本查房筆記贈送給我，要我研究當時英國骨科臨床處理的原則。」

由於長時間的忘我工作，葉衍慶的健康受到了很大影響。黨組織和院領導對他十分關心，請來了專家為他及時進行會診治療。一九五七年至一九六〇年，經過了三次手術，葉衍慶的身體狀況有了好轉，他非常感激地說：「我有報恩的想法，要是沒有黨也就沒有我這條命。生病的時候，黨請了多少專家來給我會診，手術的時候黨委負責同志一直在手術室外陪伴著我的愛人，我怎能不感激，因此在病中我還盡力地去編骨科文獻目錄，病一有好轉我就參加了工作。」

「文革」期間，葉衍慶也曾受到衝擊，被隔離審查，但他把個人委屈放在一邊，全心全意地為國家的醫學骨科事業默默地奉獻著。一九七八年八月二十二日，葉衍慶得以平反。

一九八二年，葉衍慶的二女兒葉惠去美國進修，由於具備良好的專業素質和紮實的專業基礎受到美國人的欣賞，當時所在的美國學校很想留住這位原物理奇才，當葉惠猶豫不定問及父親時，父親的一席話使她至今仍記憶猶新：「不要忘了自己是中國人。」葉衍慶不但自己熱愛、效忠自己的中國，還言傳身教，把自己的子女培養成愛國、對國家和人民有用的人。葉衍慶深深影響了下一代。

一九九四年三月一日葉衍慶與世長辭，享年八十八歲。葉衍慶一生忠於中國，忠於人民，他是中國骨科事業的創始人之一，他在平凡的一生中做出了許多不平凡的事。他無愧於骨科專家、醫學教育家、愛國主義者的光榮稱號。

（陳揮、錢不凡、陳傑、宋霽）

懸壺濟世創「傅氏外科技術」

——記原瑞金醫院院長傅培彬

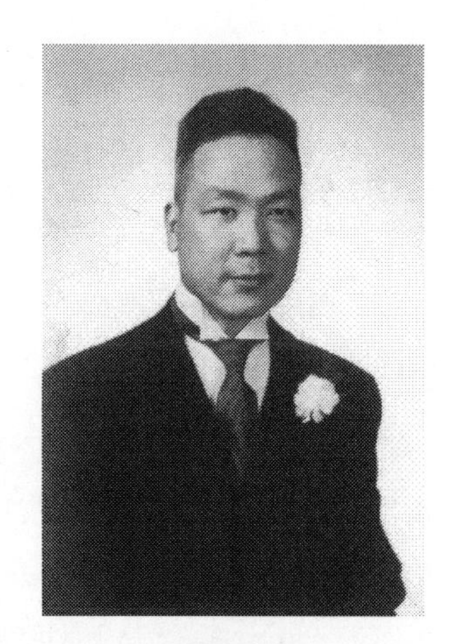
傅培彬

傅培彬（1912-1989），祖籍江西萍鄉。一九三九年畢業於比利時魯汶大學醫學院，獲醫學博士學位，在比利時阿洛斯特市立醫院外科工作八年。一九四六年回國，先後擔任震旦大學醫學院教授、上海第二醫學院教授、腫瘤研究室主任、瑞金醫院外科主任、副院長、院長、顧問；中華醫學會上海分會副會長、外科學會主任委員，是全國第三、五、六屆人大代表，上海市第二、三屆政協委員。一生致力於胃癌、肝癌、肝移植、膽結石、壞死性胰腺炎等常見外科疾病的研究。一九五六年在國內首次完成大動脈瘤切除術，並開展人工心肺機、冷凍乾燥血管保存法的研製。一九五八年參與搶救大面積灼傷病人邱財康獲得成功，受到衛生部記功獎勵。一九七五年十月在國內率先採用手術治療急性出血壞死性胰腺炎獲得成功。創立「以膽石剖面結構及化學成分為基礎的分類法」，被確定為全國調查膽道結石的分類標準，同年在法國國家科學院雜誌發表了這一論文。先後發表〈右半結腸癌根治手術的改進〉等論著九十八篇。臨床研究成果多次獲得上海市科技進步獎。獲一九五五年、一九六〇年、一九七八年上海市衛生先進工作者，一九七九年、一九八二年上海市勞動模範，一九八三年全國衛生先進工作者稱號。一九八一年被聘為比利時皇家醫學科學院國外院士，法國外科學院通訊院士及外科學會名譽會員。一九八八年比利時國王博杜安一世授予他「皇冠榮譽勳章」。

愛國情深報國情切

一九一二年，傅培彬出生在江西萍鄉的一個中農家庭，八歲那年，因為法國退還庚款辦理中法教育及慈善事業，傅培彬的父親將前往法國勤工儉學，一家人商量決定讓傅培彬隨父親前往，於是父子兩人一同抵達法國。後來，傅培彬被一對法國夫婦領回家與自己的孩子同吃同住，並一同上學。在那裏他得到了較好的照顧，語言上也逐漸適應了。在天主教受洗之後，他跟隨神父去了比利時，在那裏完成小學、中學直到大學的全部教育。一九三二年傅培彬以優異的成績考入比利時最好的大學——魯汶大學醫學院。

一九三七年抗日戰爭爆發後，傅培彬執意回國參加抗日救國，那時傅培彬剛讀完大學五年級，還剩下兩年就要畢業，很多同學為他惋惜，勸他畢業後再回國，他卻表示國難當頭，正是為國效力之時，所學的醫學知識即使不能做一個好醫生，至少可以做一個好護士。回到上海後，他就參加了救傷團體，在看護傷病員的時候，傅培彬看到當時中國外科的醫療技術水準太差，立志當一名外科醫生來報效中國。但上海淪陷後，傷患都被轉走，傅培彬又染上了猩紅熱，住在廣慈醫院，他想留在震旦大學繼續讀書卻未成功，遂於一九三八年重返比利時繼續就讀。

因為目睹了國內外科學的落後狀況，他下決心從兒科轉到了外科重新學習。新華醫院兒外科佘亞雄教授一九三三年就與傅培彬在比利時相識，回憶當年，佘教授說傅培彬始終像大哥一樣照顧從國內去的留學生，他主動承擔了留學生保健醫生的責任，常常自己掏錢買藥送給生病的學生。在魯汶大學醫學院學習時，傅培彬天賦極佳，力求透徹理解，年終考試每列優等，常為各位師長誇獎。傅培彬的實驗報告和病史甚至被一些科室留下作為示範資料，給以後的班級作為參考。而且傅培彬為人處世一貫鎮靜自如，從不慌張，如同在手術臺上做手術一樣。有一次大考前夕，別人都忙於開夜車緊張復習的時候，他卻從容地去看了一場電影並早早地就寢，又一如既往取得了優異的成績。

一九三九年傅培彬畢業後正值第二次世界大戰，他認為中國更需要富有實際操作經驗的外科醫生，為了更多地掌握外科手術技術，他放棄了留校工作，主動拜 ALOST 市名醫郭發茲醫生為師。名師出高徒，傅培彬很快就在當地成名，當郭發茲邀請他留下時，他說：「我是中國人，要為國效勞。」老師為他的愛國之心所感動，坦誠地說，「我的外科手術還有兩個不足之處，泌尿外科和整形外科，你要再學會這兩方面才全面。」於是老師主動出錢為他介紹了兩位專家繼續學習。傅培彬經過三位名師的指點，醫術更趨全面。當佘亞雄經介紹去該院進修的時候，聽到該院醫生談起傅培彬真是有口皆碑，一致讚揚他無微不至的服務態度和精細高超的醫療技術。在佘亞雄逗留 ALOST 市的幾年中，飯店、商店、朋友家不知有多少人問起傅培彬並稱讚他，甚至好多次有市民和老病人找上門來，因為他們聽說中國醫生又回來了。一九四七年該院院長曾高價邀請傅培彬回 ALOST 重振外科事業，但傅培彬心繫中國，拒絕了高薪優裕的生活。然而傅培彬在 ALOST 市七年的外科生涯，不知留下了多少深刻懷念他的病人和朋友。

一九四六年，傅培彬響應中華民國駐比利時大使館的號召，乘坐第一艘開往亞洲的輪船回到上海，與許多留學生踏上歸途，回國報效。船行駛在一望無際的大海上，突然船上的廣播響了「請問哪位是外科醫生？這裏有位病人需要幫助！」原來有一位旅客突然腹痛需要開刀，但是船上沒有隨船醫生。這時有兩位年輕的中國青年衝上前來，利用船上各種工具做成手術器械，幫病人做了成功的手術，他們倆就是同船回國的傅培彬與裘法祖——日後中國外科學的兩大鼻祖。裘法祖成為同濟大學醫學院的奠基人，而傅培彬則在二醫這片熱土上播撒了外科學的種子並發揚光大。

然而，回國報效的道路並非一帆風順。在國民黨的統治下，當時的中國千瘡百孔，民不聊生，回國即失業。傅培彬嘗試著毛遂自薦，卻屢屢被婉拒。後來一同回國的吳仁伯介紹他到了上海楊浦的滬東醫院。在那裏他語言不通，困難重重，有一次有個病人服毒自殺被送到急診間，當時內科值班醫生離開吃飯了，傅培彬下班經過時發現該病人情況很差，立刻放下包趕去搶救，但由於病人中毒過深搶救失敗，家屬卻因為傅培彬是外科醫生沒有搶救中毒病人的資格跑去訴訟，傅培彬被國民黨公安局叫去筆錄，出來的時候還一定要按手印，他感到了深深的屈辱，而且在小醫院也很難施展救國救民的抱負，他準備聽從導師的教誨，打點行裝回比利時了。正在此時，廣慈醫院（現瑞金醫院）得知他的境遇，盛情邀請他來參與工作，傅培彬從此在廣慈醫院大顯身手。

一九四九年解放前夕，很多人由於擔心和誤解紛紛出國，傅培彬的導師又寫信讓他回比利時，當時廣慈醫院的地下黨員——著名眼科專家聶傳賢找到傅培彬跟他說：「天要亮了，是你發揮才能的時候了。」傅培彬堅定地留了下來。當時震旦大學的外科主任是法國教授Spirit，他臨走時向學校推薦了傅培彬接替他的位置，並預言：「這位年輕人將遠勝於我。」

醫術高超碩果累累

根據戰前歐洲的傳統，外科範圍包括甚廣，因而傅培彬的學識技術也就相當全面，在解放前後的幾年裏，傅培彬在廣慈醫院非但開展普外科，而且婦科、泌尿科、小兒科、骨科，甚至連當時國內很少有人做的硬膜外麻醉，也都能親自操作，並教會大家做。那時廣慈醫院外科還只能開急性闌尾炎手術，而傅培彬開展的「胃大部切除術」成功率高且很少有併發症，在國內享有崇高的聲譽。

傅培彬不是發明家，但是做的每一件事都有創造性的意義。二十世紀五〇年代中期，他著手創建了各專業外科，普外科、泌尿外科、婦科、骨科、小兒外科、胸外科紛紛成立；在總結了「無名動脈瘤切除」、「主動脈狹窄切除」經驗的基礎上，他與蘭錫純、董方中教授一起編寫了中國第一部《心臟外科學》和《血管外科學》，又與葉椿秀醫師一起研究國產體外迴圈機成功，為中國的心血管外科奠定了基礎；一九五八年他任外科主任時，在其領導下，瑞金醫院成功地搶救了大面積燒傷病人邱財康，成為當時的人間奇跡，為中國燒傷外科的發展樹立了榜樣；為了響應「消滅血吸蟲」的號召，他親自帶領外科醫師下鄉巡迴醫療，做了大量的脾切除術，並率先開展「脾腎靜脈分流術」，使百分之九十以上的晚期血吸蟲病患者安然渡過鬼門關；二十世紀六〇年代後期，傅培彬又提出了「擴大根治術」的觀點，四十多年的實踐證明，瑞金醫院胃癌及結、直腸癌的療效均已達到或接近國際水準；二十世紀七〇年代他領銜的中國第一例肝臟移植和第一例心臟移植開創了中國器官移植外科的先河；他創立的「以膽石剖面結構及化學成分為基礎的分類法」膽道外科與急性壞死性胰腺炎的研究，使急性壞死性胰腺炎百分之百死亡率變為存活率百分之七十。這些都在中國醫學史上有著里程碑的意義，給病人帶來了莫大的幸福。

傅培彬手術精細，層次清楚，強調解剖觀念，已形成其學術上的獨特風格。他不僅用手術刀救治病人的生命，還考慮病人救活後的工作和生活。有人把他的原則精神及精細手術誤認為「保守」，其實他只是反對違反原則的手術，當傅培彬認為符合原則時，膽大心細的特點就立刻顯示出來。中毒性膽管炎是非常兇險的疾病，過去一直不敢手術治療，傅培彬經過精心研究決定採用引流手術，救活了不少病人。一九七四年病房收治了一位急性壞死性胰腺炎的病人，每當出現藥物難以維持生命的時候就請傅培彬施行引流手術，如此反覆開了六次刀，最後還是挽救不了病人的生命。為瞭解決如何治療這種病人的難題，傅培彬從這位病人的屍體解剖、開刀引流處的組織變化中得到啟示，又翻閱了大量國內外文獻，決定改變傳統沿用的非手術治療的觀點以及單純引流的手術方法，改用以清除壞死組織為主的手術方法。當另一位急性壞死性胰腺炎危重病人從外院轉來時，別的醫生都認為必死無疑，怕影響名聲不願接收，但他毫不避諱，利用自己的研究成果，把胰腺壞死的部分切除，使病人起死回生。如今採用他的方法，三分之二的急性壞死性胰腺炎病人都救活了。

傅培彬治療病人、對待病情都異常認真。有一次外地轉來一名曾在兩家醫院動了六次手術的腹腔瘺病人，手術前傅培彬特地派一位高年資醫生到外地找到實施六次手術的醫生瞭解情況，並借來迭起來傅培彬教授在為病人查看傷口一尺多高的病史，整整閱讀了兩天，還請病理科覆查了六次手術的病理切片，又親自給病人造影瞭解竇道情況，然後設計出既避開糜爛區皮膚又接近主要病灶的手術方案，終於一次成功切除了竇道根源，病人得以痊癒出院。

為了縮短國內外外科學的差距，傅培彬在《中華外科學雜誌》撰文號召「應該重視與外科有關的基礎科學研究」。以往胃腸手術的吻

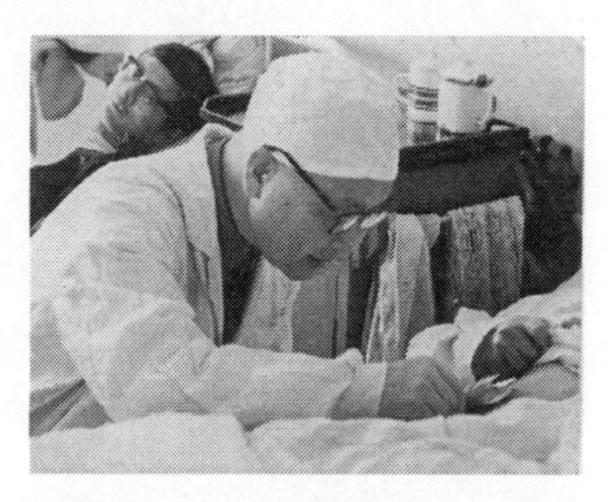
傅培彬教授在為病人查看傷口

合都是三層縫合，認為這樣才能保證不會漏。傅培彬卻認為縫合得多損傷也多，縫合得太緊，由於胃腸的張力容易使接合的地方繃開。在大量動物實驗的基礎上，他創造了套結和一層縫合的方法，取得了很好的效果，從一九六六年消化道一層吻合用於臨床，至今已經形成聞名全國的瑞金醫院外科傅派手術標誌之一。

傅培彬極其重視科研，早在「文革」前就提出要建立外科實驗室，「文革」後主持了多項重大科研，例如胃癌的研究、胰腺炎和膽道的研究等，並在很多科研中有著獨到的前瞻性和創新性。在膽石形成機理的研究中，他指派弟子張聖道帶著自己的研究生前往南京大學礦物系學習礦石形成的原理，當礦物系的老教授得知是醫生為了膽結石來學習礦石的形成時，感到震驚和由衷的佩服，贊道「你們的老師是個大師！」當參加完第一屆中國膽道學術會議從重慶乘船回滬時，傅培彬指著長江兩岸的山對學生們說：「這些岩石形成都和年齡有關，我們的膽石也可以參考這種命名。」在傅培彬的悉心指導下，最後研究小組將人類膽石分為八類，創立了以結石剖面圖像為基礎的膽石分類法，並作為一九八二年到一九八五年全國膽石病調查的標準，這就是聞名中外的「傅培彬膽石分類法」。

可以說傅培彬在中國外科事業發展的每個階段都作出了重大的貢獻，因此蜚聲海內外。一九八一年比利時皇家醫學會授予他外籍榮譽會員稱號，一九八二年法國巴黎外科學院吸收他為外籍會員，一九八三年法國外科學會授予他榮譽會員稱號，一九八七年比利時國王授予他騎士勳章。

有教無類桃李芬芳

瑞金醫院終身教授張聖道曾經也是瑞金醫院外科主任，傅培彬的弟子之一，在談到自己的老師時熱淚盈眶。他說傅培彬的教學理念和孔子一樣——有教無類，並不會因為某人不聰明、才氣不高就不教，相反，他對越是沒有天賦的越是努力教好，甚至對於反對他的人也一視同仁。他曾經說過：「醫生的經驗都是病人付出了代價甚至是生命才得到的，我們有什麼理由不把他們傳下去呢？」

曾經有一位福建調來廣慈醫院的外科醫生陳榮明，性子急躁，很想一來就開大手術，但是傅培彬要求嚴格，一定要學生做好助手以後才能做主刀。陳榮明醫生年輕氣盛，以為自己不是震旦畢業生，傅培彬有門戶之見，所以很有意見，要求調走。當衛生局一紙調令來要調陳榮明到上鋼三廠做外科主任時，傅培彬主動找到衛生局說，「再給我三個月的時間，讓我教會陳榮明，他現在還不能很好地做外科主任。」於是傅培彬日日夜夜教陳榮明開刀，白天開選擇性手術，夜裏開急診手術，直到所有的常見病都開遍了，傅培彬才對陳榮明說：「現在，你可以走了。」陳榮明淚流滿面，他說：「世上還有哪裏能碰到這麼好的老師啊，傅醫生，我錯怪您了，您才是真正的好老師。」

傅培彬對學生的培養可謂無微不至。他每天在各個開刀間巡視，看每個醫生哪方面有問題就重點培訓。有一次他感覺顧醫生開斜疝開得不好，就跟他說：「小顧，你回去好好看書，我下次一定教會你。」後面連著幫顧醫生開了兩個疝氣手術後，很長時間沒有疝氣病人，顧醫生自己也忘了這件事，半年後的一天，傅醫生來找他說：「我看到一個好病人，明天我幫你開第三個疝氣。」顧醫生非常感動。

張聖道仍然清晰地記得當年傅培彬要求他寫「腸黏連」的文獻綜述，張聖道翻遍了當時的國內外文獻，寫了很厚的綜述，附上的參考文獻有八十多篇，自信滿滿地交了上去。傅培彬看完以後問他：「參考的每篇文章你都看了嗎？」張聖道不敢回答，因為他當時只看了主要的文章，其它的都是照抄的。傅培彬立刻批評他：「讀書不能這樣讀，要腳踏實地，重寫！」張聖道回去後把八十多篇文章重新看過，又重寫了文獻綜述，他說：「傅老的教誨終生難忘！」還有一次傅培彬準備教張聖道開胃大部切除術，他讓張聖道回去看看《Maingot腹部手術學》，「我把十二指腸球潰瘍和胃大部切除術都看完了，自認為看得很仔細，全都掌握了」，張聖道胸有成竹地來到開刀間，傅培彬問他，「潰瘍如果長在賁門怎麼辦？」張聖道傻眼了，「我只看了十二指腸，沒看賁門」，「難道醫生能要求病人生什麼病嗎？病人的病種是你沒看過書的怎麼治療啊？今天我不能教你開了，等你讀完書我再幫你」。

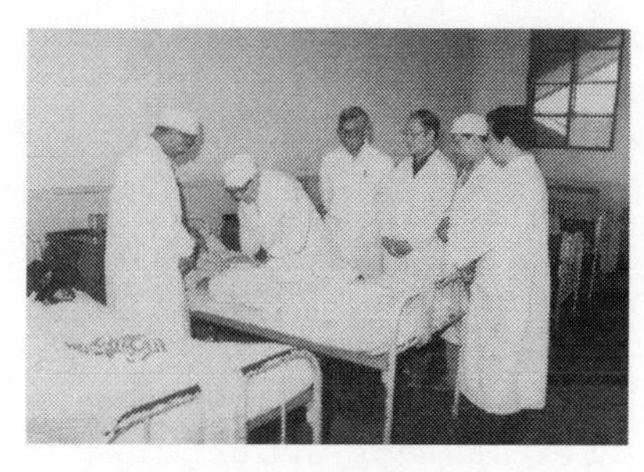
傅培彬教授帶領學生查房

傅培彬培養學生富有創意而且非常全面。張聖道畢業時，傅培彬主動找他談話，問他應該怎麼讀書、看病，張聖道侃侃而談，結果傅醫生說，「我介紹陳家倫、許曼音給你認識，你去他們那裏學學怎麼讀書。」當張聖道帶著甲狀腺的圖譜來到陳家倫的家裏，驚訝地發現他的家裏整整齊齊地堆滿了裝訂好的《中華內科學雜誌》、《中華外科學雜誌》和《中華醫學雜誌》，「你們做內科的幹嗎看外科雜誌啊？」陳家倫說：「做醫生就是要各方面知識都知道啊，你真的要瞭解甲狀腺手術，就要去看它的生理、病理、甲狀腺素的藥理學，要對整個疾病都有所瞭解，才能做好醫生。」原來傅培彬讓一個外科醫生跟著內科醫生學讀書，是為了讓他更全面地瞭解疾病！

傅培彬非常愛護學生，常常邀請學生到家中談心，瞭解他們的想法和困難，並竭力幫忙。有的手術前需要做造影，他就親自帶著病人去做。為了得到立體解剖概念，一個病人要在不同的方位拍片，尤其在過去沒有電視螢幕時，「吃光」（受輻射）是嚴重的，對身體的影響也可想而知。為此他往往不要學生做，總是說：「我老了，吃點光沒關係，你們年輕，離開吧。」他為了愛護學生選擇了自己「吃光」，其實大家都知道這會影響白細胞的！當傅老生病後，學生們含淚自責，他卻含笑說：「從文獻上看，這跟我的病沒有關係。」生怕學生們難過。還有一次，科內一位醫生手術出了差錯，不敢再做手術，其它醫生也產生了「恐懼」、「保守」的想法，傅培彬召集大家開會，給大家講了「飛行員的故事」，他說：「如果飛機失事了怎麼辦，難道飛行員就不開飛機了？這時候飛行教練都會首先要求飛行員敢於上天！」由於傅培彬的教育和引導，大家懂得了積極面對失敗，而不是畏首畏尾，甚至躺倒不幹。

在傅培彬看來，「一個科室、一個外科醫師如果培養醫學生的工作沒做好，治療再多病人也不算完成任務。」在他的嚴格要求下，青年醫師不僅要掌握外科手術操作，還必須有紮實的基礎理論知識、學習新技術的能力和健康的體魄。朱正綱和曹偉新成為傅培彬學生的第一天，導師對他們提了三個要求：發的薪水不要存起來，絕大多數要用來吃飯和補充營養；晚上十點以前不要睡覺，多看些書，還要做讀書筆記；三十歲以前不要結婚。那時宿舍條件有限，他們經常夜裏在醫生值班室，「當時雖然心中未必完全接受，但是依然按照導師的要求去做了。時至今日，覺得真的是受益良多！感慨良多！」

在這方面中國第一例肝臟移植的主刀者、瑞金醫院終身教授林言箴也深有體會。「做傅老師的學生很榮幸，但也很辛苦。許多醫生外科技術比較全面，就是那個時期練就的，也是傅老師一手教導出來的！」張聖道還很清楚地記得傅培彬有一個習慣，凡是有重病人或者下級醫生處理病人有困難時，他都要親自到場。每當接到電話和請示時，總會出現一個熟悉的聲音：「我馬上到！」後來，傅培彬的年紀大了，學生們不忍心經常打擾他，但是，他們卻發現好多次在搶救重危病人和治療疑難病人時，傅培彬已經靜悄悄地站在了他們的身後。

在傅培彬看來外科手術不是外科的全部，但是做不好手術就不是外科醫生。為了培養好的外科醫生，傅培彬要求他的學生和他一樣要遵守「愛病人、愛組織、愛器械」。這「三愛」是「傅氏外科技術」的核心，也成了「瑞金」外科始終遵循的原則。「手術切口柔軟無硬結，縫線整齊。這些是外科醫生的簽名！」至今，這條傅培彬的訓導仍然時常掛在他學生，或者學生的學生嘴邊。

厚德載物仁心近佛

手術室老護士長曹月珍永遠不能忘記這樣一件事，一天傅培彬像往常一樣輕輕地走進寧靜的病房，他在一張活動床前收住了腳步，然後用手捏住搖柄搖動了幾下，將床搖為屈曲位，讓病人躺得更舒適，曹玉珍覺得臉上有點發燙。傅醫生又走到另一張病床前，轉身對護士長說，「請你打一盆溫水來」！護士長納悶了，原來傅培彬發現病床上農民老媽媽的腳很髒，傅培彬接過一盆溫水，彎著腰細心地為老媽媽洗腳，護士長又是感動又是內疚，淚珠奪眶而下。這位農民老媽媽是絞窄性腸梗阻，術中發現需要切除部分腸子，急需輸血，但當時醫院沒有血庫，到外面買血顯然來不及，當得知自己的血型與病人一樣時，傅培彬毫不猶豫地從臺上走下來說，「抽我的血輸給病人」，抽完了血，傅培彬又上臺繼續為病人手術，在場的人無不動容。

無論病人身份如何，也不管其貧富貴賤，只要是病人都可以得到傅培彬全身心的關心。許多他的同仁、他的學生不僅為病人看病，還經常幫助經濟困難的病人買藥和買營養品。在副食品供應困難的三年自然災害時期，傅培彬拎著一袋組織上照顧「高知」發的蘋果，路過急診室時聽到一位病人在呻吟，於是上前詢問，原來這位病人叫陶淵，是常熟的鄉村小學教師，到上海看病已經身無分文，沒錢配藥也沒錢回家。看著病人眼中渴望的目光，傅醫生立刻把在當年看來異常珍貴的蘋果送給了這位病人，又掏出錢給他配藥、付盤纏。事過數年，瑞金醫院收到一大筐外地送來的特產，原來這位病人經濟好轉奉還了當年的藥費，又送上了特產表示心意。傅培彬把一大筐土特產都送到了醫院托兒所，並按市價把錢寄還給了陶淵。

傅培彬每次手術前都要親自對準無影燈的光線，以使光線垂直有效地照到手術區域。「文革」中傅培彬只能拿著掃帚掃地，卻仍然每天認真地調試無影燈，被批為「只管光線不顧路線」，即使如此，他依然心繫病人。有一次，深夜急診手術，主刀王醫師匆匆奔向手術室，來到電梯口，發現傅培彬還站在電梯門口，王醫師連忙打招呼：「傅老，這麼晚了，還是去睡吧。」傅培彬說：「我睡不著，聽見電梯上上下下，肯定有很多手術要做。」王醫師說：「是挺忙的。不過他們（紅衛兵小將）不讓你動手，你也幫不上忙啊。」傅培彬說：「沒關係，我就搬個凳子坐在電梯口，萬一你們有什麼事，可以問我。即便沒事，我聽著，看著你們忙，心裏也踏實些。」於是，他便像殉道者那樣坐在那裏，一直到天亮。不讓一個外科醫生做手術，就如同不讓一個鋼琴家彈琴，不讓一個司機開車一樣，內心的痛苦可想而知。但即使在那種情況下，傅培彬卻從不抱怨，心裏想的依然是盡自己有限的力量幫助病人！

傅培彬對病人的關注不僅僅局限在病房裏、醫院內，而是將病人

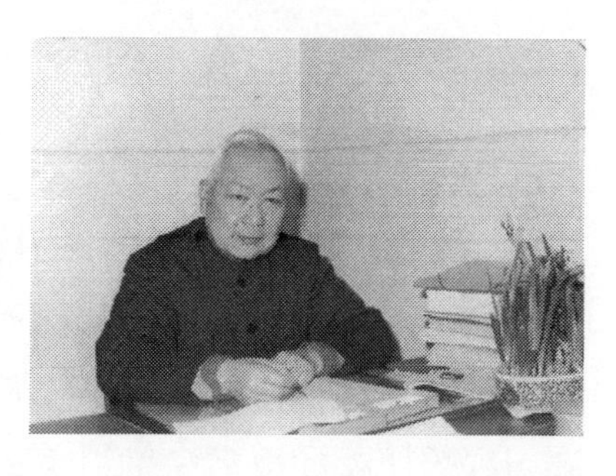

和他們的病情放在其生活工作、家庭社會等諸多環境中思考和判斷。有的醫生和護士感到匪夷所思，這樣一位外科大師為什麼會對病人的照顧細緻到了生活護理的程度。其實，傅培彬一方面通過各種情況判斷病人發病的原因，一方面也是在利用這樣的機會獲得完整的背景資料，他要求醫生們寫病史時盡可能留取位址、電話等，對文化程度、年齡等也有嚴格的要求，為今後的回顧性研究作準備。

傅培彬在工作中非常勤儉節約，痛恨浪費行為。他經常會收到牛皮紙袋裝郵寄來的雜誌，他特意叮囑辦公室人員拆信的時候要小心，絕不能亂撕，而是要從封口處一點一點地拆開，這樣牛皮紙信封就可以反覆用幾次。傅培彬自己穿的中山裝外面看上去還可以，領子裏面卻也打了補丁，只有外國學者來訪時他才特地穿上西裝。有一次傅培彬的學生、外科主任張醫生在病人床邊給學生講課時，隨手拿了一張病歷紙畫示意圖，講完課就走了。第二天傅培彬看到了這張紙，立刻嚴肅地問大家：「是誰把公家的病歷紙當廢紙用？」大家笑著回答是張醫生，並認為張醫生已經是主任，大概會給點面子，沒想到傅培彬把這張畫了圖的病例紙朝牆上一貼，告訴大家「這是給他示眾」。

在傅培彬生命最後一段時間裏，他知道自己時日無多，然而，他沒有太多奢求，只是希望大家能更多地掌握新的知識和本領。那時留置靜脈針尚未推廣，掌握其操作技巧的人有限，傅培彬每天都讓護士們拔掉，第二天再穿刺。護士們心疼得不得了，違逆不聽，傅培彬就自己動手。他是在用自己的身體造就「神槍手」啊！

樂觀豁達熱愛生活

老一點的「瑞金人」知道魏月華就是傅培彬的妻子，認識傅培彬時他們是師生關係。那時傅培彬剛到廣慈醫院，並在震旦大學醫學院任教。作為老師他「利用權力」，經常讓這個漂亮的女學生回答問題，最終「如願以償」抱得美人歸。傅培彬的兒子說到這裏，還對父親流露出一點兒崇拜：「中文講得疙裏疙瘩的，竟然能讓我母親動心，並甘願終其一生成就丈夫。」

在兒子傅維安的眼中，父親最大的特點就是做事認真，掃地、擦桌子都一絲不苟，一塵不染。但對於兒女的愛好和選擇他卻非常寬容，兒子打籃球、拉手風琴，女兒彈鋼琴，只要兒女提出要求他都積極支持，但是吸煙等不良生活習慣是堅決制止的。傅培彬是一個熱愛生活、熱愛家庭的人，每個星期日的早晨查完房以後，就帶著兒女們去游泳，或者與朱仲剛等教授在文化俱樂部聽音樂、跳舞，或組織野餐和郊遊活動。周日的下午傅培彬則是雷打不動地去中華醫學會看文獻，不到傍晚不回家。傅培彬還熱愛運動，尤其喜歡踢足球，經常和教授們組織足球賽，自己作為後衛踢得津津有味。退休以後，每當有世界盃的電視轉播，傅培彬都會堅持半夜爬起來看球賽。

三年自然災害的時候，傅培彬家飲食也很簡單，但是他卻屢屢拒絕了街道送來的「高知菜」，因為他覺得比自己還要困難的人太多了。不過為了照顧高級知識分子，國家規定每位「高知」每年都要送到華東醫院休養兩個星期，期間每天一瓶牛奶、一個雞蛋。傅維安還清晰地記得當年院黨委書記提了精白麵粉來看望他們，「而當父親到黨委書記家時卻看到黨委書記吃得比自己還差，而且根本沒有麵粉」，原來「這個照顧政策只有老教授享有，幹部是沒有的」。當年政府對於高級知識分子的特別照顧，感動了傅培彬等一代老教授。

傅培彬的女兒是他的掌上明珠，小時候經常掛在父親的脖子上賴著不下來。其實女兒出生時候有難產可能，當時傅培彬為了搶救病人離開了，後來當女兒患上黴菌性腦膜炎需要傅醫生商討治療方案的時候，外科手術室又有一名病人需要搶救，傅培彬立刻衝到了手術室，他對女兒說：「那個病人比你的病要危急噢！」他對女兒從此加倍愛護，舐犢情深。

平時的日子兒女們很難看到傅培彬，因為他每天都要很晚回家，回來以後一接到會診電話，哪怕半夜也是立刻就要啟程，孩子們晚上聽到電話鈴，都習慣了忙著分頭拿鞋子、拿包、拿衣服。後來連孫子也學會了聽到電話還沒接，直接去幫爺爺送鞋子、拿包。傅培彬回到家總是在看書，每天都一定要把第二天要做的手術圖譜再仔細翻閱一遍。傅維安回憶道，父親晚年頸椎病發作的時候，仍然用繩弔住頸椎，面前專門做了個三腳鐵架放書看。

「文革」期間，傅培彬遭受了七次抄家，境遇慘不忍睹，但是傅培彬始終保持樂觀向上的勁頭，「向前看，一定都會好起來」，他不但這麼鼓勵自己，也這樣安慰別人。孩子們有的去當工人，有的去了農場，有的去農村插隊，直到「文革」結束，他們才紛紛報考各類院校，考上了大學。大兒子從小就想當醫生，做父親的也希望他繼承衣缽，但是當他拉著兒子在船廠拿過榔頭的手，那麼粗壯，他猶豫了，最終讓大兒子報考了工科大學，因為他擔心兒子捏慣了榔頭的手會無意中損傷病人。在農場的小兒子傅維安因為機緣巧合學起了麻醉這門在當時還不被重視的學科，傅培彬對他也嚴格要求，用黑白圖譜教小兒子看人體解剖，把文字說明都藏起來，初看的時候傅維安覺得就像在看天書，後來看多了，神經血管都印入了腦海，做各種神經阻滯、麻醉都駕輕就熟了。「他不只長得像傅醫生，對待病人也像傅醫生。」護士長說，「他繼承了父親的風範。」

一九八九年十月二十六日，傅培彬與世長辭，享年七十七歲。「半世紀搗藥銀刀驅病魔萬千危重得康安，五十載傳薪赤心育孺子滿園桃李皆英華。」這是傅培彬追悼會上的輓聯，更是他一生的真實寫照。

（汪敏、朱凡）

中國心胸外科學的開拓者

——記原上海第二醫學院院長、原仁濟醫院外科主任蘭錫純

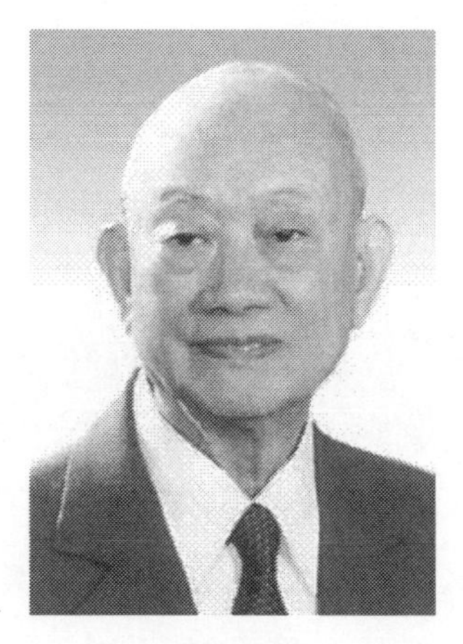
蘭錫純

蘭錫純（1907-1995），祖籍山西河津（今萬榮），中共黨員。一九三三年畢業於齊魯大學醫學院並獲得加拿大多倫多大學醫學博士學位。一九三八年七月，獲上海雷士德醫學研究院獎學金，赴英國利物浦大學醫學院進修外科。一九三九年夏回國後，先後任仁濟醫院外科主任、聖約翰大學醫學院外科教授、宏仁醫院外科主任。一九五二年十月受聘為上海第二醫學院外科副主任兼外科學教授、臨床外科教研組主任，後調任仁濟醫院外科主任。一九七八年，蘭錫純出任上海第二醫學院院長。一九五二年首先在國內成功開展了脾腎靜脈吻合術，一九五三年首創俄狄氏括約肌切開術治療泥沙樣膽結石病。他是中國心血管外科學的先驅者。一九五四年二月，他首次施行二尖瓣分離術，為中國醫學事業填補了一項空白。發表論文一百多篇，主編《心臟外科學》、《血管外科學》、《心臟血管外科學》等多部專著。他先後獲得上海市先進工作者、全國先進生產者、上海市教育先進工作者等稱號。曾擔任上海市第二、三、四屆市政協委員以及第三、四、五、六屆全國政協委員。

少小離家求學路

一九〇七年二月二十一日，在山西省河津縣東母莊村（今屬萬榮縣）的蘭家，一個嬰兒呱呱墜地，他就是蘭錫純。家中兄弟姊妹共五人，他排行最末。雖然晉商在清末已趨沒落，但其遺留下來的因素還是對當地人有很大的影響。山西商人尤其擅長貨幣經營資本形式，最著名的就是錢莊、票號。其父蘭新朝自幼經商，頗具經濟頭腦，曾為錢莊掌櫃。後在長子蘭錫魁和次子蘭錫海的協助下，農商並舉，到抗日戰爭前夕，蘭家在當地已是小富之家。據蘭錫純回憶，當時蘭家家產有房屋六十餘間，土地四百餘畝，生意字型大小三家（號名不明）。但在抗日戰爭勝利後，所有的生意字型大小不但倒閉還欠下外債，只能依靠出售土地等不動產來維持家庭開支。所欠債務的大部分，也是由蘭錫純在勝利後依靠開辦私人診所的收入於兩年間分期償還的，剩餘的小部分由老家賣出不動產償還的。大約到一九四九年時，估計家中尚餘一百餘畝土地。

雖以商賈起家，蘭父並不希望子承父業，而是盡可能的培養他們讀書。四子中，除二子蘭錫海志在經商外，其餘均外出讀書。長子蘭錫魁在親戚的幫助下，外出求學。因成績優異，公派到英國學習土木工程，學成歸國後在山西大學任教，受聘為工程學教授。三子蘭錫榮，於山西大學工程學畢業後，在工廠、稅局等機關工作。同兄長一樣，蘭錫純七歲就開始讀書，十三歲時畢業於河津縣第二小學。讀完小學後，他隨長兄蘭錫魁到山西，就讀於太原第一中學，直至一九二四年六月畢業。

自從辛亥革命之後，西學東漸已成為社會的主流。從上層建築開始，國民政府倣仿英美等國進行全面的國家建設。在政府的提倡下，各種冠以「西方舶來品」頭銜的事物立刻身價倍增。在歐風美雨的影響下，傳統的中醫學的統治地位也受到西醫的挑戰。具體表現在，一些社會名流提出要在醫療體制改革方面以西方醫療衛生體制為範本，重構國家醫療衛生制度。整個二十世紀二〇年代，廢除中醫，確立西醫的爭論一直沒有停止。一九二八年，汪企張在全國教育會議上提出廢止中醫案。一九二九年，在南京民國政府第一屆中央衛生委員會上，余雲岫等人再次提出廢止中醫案，並最終通過了《廢止舊醫以掃除醫事衛生之障礙案》，由此確立了西醫在中國醫學的統治地位。當時，作為「自由職業者」的西醫醫師，享有較高的社會地位。其中最大的特點就是經濟收入豐厚，無論是就職於醫院或是自己開私人診所都能獲取高額的回報。正是在這種社會背景下，蘭錫純和兄長經過商議，選擇了學習醫科。當時在國內開設西醫學的高等學府均是有教會背景的，入學考試和授課都是外文。一九二四年，蘭錫純中學畢業後，為了能順利考入醫學院校，他在太原崇實中學（係英國教會辦的中學）讀書一年，著重補習英文。一九二五年九月，蘭錫純如願考入濟南的齊魯大學醫學院。

傳奇中國心胸外科學的開拓者——蘭錫純齊魯大學成立於一九〇四年，是當年外國人在中國創辦的十三所教會大學之一，由來自美國、英國以及加拿大三國的十四個基督教教會組織共同籌款聯合開辦。二十世紀三〇年代進入鼎盛期，號稱「華北第一學府」，與燕京大學齊名，時有「南齊北燕」之美譽，齊魯大學醫學院與加拿大多倫多大學有校際合作關係，教學要求極嚴，並實行淘汰制。經過八年緊張學習，一九三三年六月畢業時，當時與蘭錫純一起考入齊魯大學醫學院的七十二人中，只剩九人。蘭錫純勤奮好學，成績優異，畢業時獲得加拿大多倫多大學醫學博士學位。

自醫學院畢業後，蘭錫純留在齊魯大學附屬醫院內科工作。一年後，他覺得自己對外科的工作更感興趣，就辭職到上海仁濟醫院工作。當蘭錫純到仁濟醫院後，時任院長Paterson改變原先商定好的協定仍叫他代理內科主任。蘭錫純不同意，經再三商議，三個月後才調到外科工作。之後，蘭錫純在上海雷士德醫學研究院任外科醫師。一九三五年加入中華醫學會，成為永久會員。一九三八年七月，蘭錫純獲得雷士德醫學研究院的獎學金，赴英國利物浦大學醫學院進修外科。一九三九年夏天，三十二歲的蘭錫純學成回國，受上海仁濟醫院董事會的聘請，擔任該院的外科主治醫師，後升為外科主任。此時，因為連年戰事，社會經濟蕭條。通貨膨脹物價飛漲，僅依靠醫院的收入已不能償還山西老家所欠下的債務。為了償還債務，蘭錫純於一九四〇年開始，除去正常的醫療和教學工作外，自己開設診所來補貼家用。因為他在醫學界的聲譽很好，所以前來就診的人很多，除了償還債務外，家庭的日常開支也基本來自診所收入。一九四三年，上海聖約翰大學醫學院務會和附屬宏仁醫院董事會聘請他擔任該醫學院外科教授和附屬宏仁醫院的外科主任。一九五二年十月，全國院校調整，聖約翰大學醫學院、震旦醫學院和同德醫學院合併成立上海第二醫學院，宏仁醫院改為上海第二醫學院附屬教學醫院。蘭錫純又被任命為上海第二醫學院外科副主任、外科教授和宏仁醫院外科主任。

拳拳之心愛國情

二十世紀三〇年代，中國進入多事之秋。日本侵略者繼一九三一年侵佔中國東三省之後，為了打開進攻華北的通道，又於一九三三年二月發動了熱河戰爭。熱河境內多為崇山峻嶺，高山險隘，從戰術上來說是絕佳的防守之地。對國民政府而言，華北地區多為平原地帶，從平津往北只有熱河省一塊高地的防禦優勢地形。如果能夠保住熱河，那麼中國對侵佔東北的日軍就保有戰略進攻的態勢，可伺機反攻，收復東三省。一九三三年二月十七日，國民黨政府行政院長宋子文同北平軍分會主任張學良到熱河承德視察了東北軍的防務，並同熱河省政府主席、原熱河守軍三十六師師長湯玉麟共同研究了熱河東北軍的防務計劃。國內各界人士也期望國民政府能在熱河抗戰中打出中國軍隊的威風，社會各界捐衣捐物熱情高漲。當時蘭錫純正在齊魯醫院做實習醫師，主動報名參加抗日救護隊，赴前線救助傷患，並受到國民政府的獎勵。但熱河戰事卻在短短的十天之內就結束了，日軍幾乎沒有遭到任何有力的抵抗就攻陷了熱河省全境。兩個旅駐守的熱河省省會承德被一百二十八個日本騎兵攻陷的事實更是深深刺痛了所有愛國志士的報國心。從此之後，蘭錫純對這個政府徹底失去了信心。用他自已的話講：「過去我雖熱愛中國，但沒有找到方向。」

雖然對國民政府失去了信心，但並未改變蘭錫純的愛國丹心。一九三九年，他在利物浦大學醫學院進修期滿，當時抗戰已進入第二年，中國的一些主要大城市相繼淪陷，國內局勢動盪不安。他的導師挽留他在英國工作，提供給他安逸的工作環境和優厚的待遇。但蘭錫純認為此時的中國更需要外科醫生，毅然決定回國。他返回上海仁濟醫院繼續從事外科工作。此時的上海已成孤島，侵佔上海的日軍因顧忌仁濟醫院的英方背景，倒也不來尋釁滋事。在這個相對寬鬆的工作環境下，蘭錫純的醫術有了很大的提升，不久就升為外科主任。然而好景不長，一九四一年十二月六日，日軍突襲珍珠港，太平洋戰爭爆發。有著英國背景的仁濟醫院失去了最後的保護傘，日本軍方隨即派員進駐醫院，控制行政、藥局兩個部門。一九四二年二月正式接管整個醫院。所有英籍人員被關進集中營，醫院大門前架設鐵絲網，醫護員工進出均被日本人監視，人們生活在白色恐怖之中。以蘭錫純、葉衍慶等為首的一批高級醫師為保持民族氣節憤然離職，一些護士為免遭日本人迫害也陸續離院。離開仁濟醫院後，蘭錫純一面經營自己的私家診所為謀生計，一面與上海的醫界人士繼續交流潛心鑽研醫術。

一九四九年五月，當蘭錫純親眼看到中國人民解放軍寧可冒雨露宿街頭也不驚擾市民，整個隊伍紀律嚴明，公買公賣，不拿群眾的一針一線。這些都給他留下了極深刻的印象：「共產黨的軍隊究竟是兩樣，它和舊軍閥反動派的軍隊有著本質上的不同。」隨著時間的推移，中國經濟恢復和社會主義建設在各個方面所取得的偉大成就，使他進一步認識到過去對中國共產黨和人民政府的看法是完全錯誤的。他說：「社會風俗革新和國家建設的突飛猛進，使我對新社會有了好感，我一定要好好努力工作，應為中國盡一份力量。」

一九五四年二月九日蘭錫純與黃銘新等教授合作，在宏仁醫院成功施行了二尖瓣交界閉式心內分離術，填補了中國醫學史上的一項空白，標誌著中國心臟外科由心外手術進入心內閉式手術階段，推動了心臟外科的迅速發展。因而在一九五五年一月，蘭錫純作為中國醫學代表團成員赴莫斯科出席「全蘇外科醫師代表大會」，作了「二尖瓣分離術」的報告。在蘇聯參觀考察期間，他所看到的和聽到的一切都使他深受感動。在他的自傳裏這樣寫道：蘇聯醫學科學不僅是理論高深和技術熟練，而且有集體大協作的精神和一切為了病員著想的觀點。這是社會主義醫學的優越性。正是在蘇聯開會期間，他得知老朋友黃家駟已經加入中國共產黨後，使他更堅定了早日加入中國共產黨的願望。回國後他即向黨表示「我明確了方向，決心爭取入黨」。看到不少通過二十世紀五〇年代整風運動考驗後的高級知識分子，不少都加入了中國共產黨，他說：「我看到梅蘭芳入黨，現在我也找到了真理，尋到了母親——中國共產黨，他在中國為實現人類美好幸福的社會主義和共產主義。要迅速地達到這個目的，必須要有更多的黨員和更大的隊伍擔負起這個任務。我決心加入中國共產黨，在黨的直接教育和培養下，決心犧牲個人，獻身於黨的社會主義和共產主義的事業。」

一九五七年四月下旬，帶病參加在北京召開的全國政治協商會議時，蘭錫純接受了中央衛生部的委託，在一個月以內，編寫出一本外科學的教材，他說：「這是中央給我的任務，一定要趕一趕，保證在限期內提前完成黨給予的任務。」蘭錫純為了收集第一手材料，奔走於上海第二醫學院、宏仁醫院、仁濟醫院之間，不辭辛苦，在最緊張的時候，連續兩周深夜不眠，甚至通宵達旦地工作。一九五九年九月三十日，蘭錫純終於實現了自己多年的願望，光榮地加入了中國共產黨。

妙手仁心育桃李

一九三八年八月十二日，蘭錫純乘英國藍煙筒公司的輪船由上海去英國利物浦大學進修外科。輪船過新加坡轉入印度洋後，船上的一名高級工程師突患腹痛，船醫因水準有限，無法醫治。船長從乘客的名單上得知有位中國醫生在船上，親自到蘭錫純的鋪位邀請他去診治。蘭錫純診斷患者患急性闌尾炎穿孔併發腹膜炎，必須立即動手術。在一位護士協助下，用船上僅有的一把手術刀、幾隻血管鉗和兩根圓針，成功地為病人做了手術。在施行手術的過程中窗外擠滿圍觀的旅客，他們目睹這種情景，無不為之稱讚叫絕。一位由上海回倫敦的英國婦女，看到這種場面很是激動，回到倫敦後寫了一篇題為〈中國醫生救治英輪船上工程師〉的通訊，當年九月初的英國倫敦一家報紙和上海的《大美晚報》相繼作了報導，一時傳為佳話。

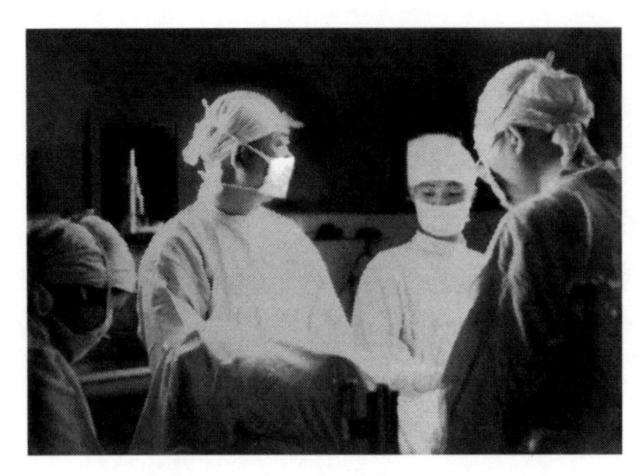

一九五四年二月，蘭錫純教授施行全國
第一例二尖瓣分離手術

一九三九年七月，蘭錫純由英國回滬，先後擔任上海仁濟醫院、宏仁醫院外科主任，聖約翰大學醫學院臨床外科教授。一九五二年十月，蘭錫純參與籌建上海第二醫學院，他是一專多能的醫學教授，既擅長外科，又諳熟內科，並有豐富的臨床經驗，對許多疑難雜症，能準確判斷，手到病除。他又善於思考，勇於探索，在完成繁忙的臨床、教學任務的同時，進行創造性研究，取得一系列開拓性的成果，促進了中國外科技術的發展，對心臟血管外科貢獻尤多。一九四八年美國外科醫生貝利（bailry）及哈肯（harken）先後施行二尖瓣分離手術。此種手術的成功實施為解決二尖瓣狹窄這一常見的心臟病提供了治癒的方法。但中國尚無人能實施這種手術。二十世紀五〇年代初，蘭錫純和他的助手廣泛參閱國外醫學文獻，做了大量動物實驗和操作練習，在內科、放射科和麻醉科等醫師的配合下，於一九五四年二月在宏仁醫院施行二尖瓣分離術，病人在術後第五天就能起床走動，不久即康復出院。這是中國第一例心臟手術。中華醫學會上海分會舉行學術報告會，蘭錫純作二尖瓣分離術的報告，場內座無虛席，《人民畫報》刊載了蘭錫純教授做二尖瓣分離手術的大幅照片。他的論文

〈二尖瓣狹窄症外科治療的探討（報告一千二百例）〉、〈二尖瓣分離術〉等在《中華外科雜誌》刊登後，一九六五年古巴等國的醫學雜誌予以轉載。一九五七年十月，上海市胸科醫院成立，黃家駟兼任院長，蘭錫純任副院長和心臟外科主任。從這時起，他致力於發展中國心血管外科，並組織心臟血管手術器械的研製，領導和參與研製二尖瓣擴張器、人工心肺機、人工瓣膜等，為改進心臟手術創造條件，被譽為中國心臟外科的開拓者和主要奠基人。

一九四九年前，血吸蟲病在中國南部及長江沿岸一帶蔓延，時人談之變色。據統計，建國時全國共有十三個省、三百七十八個縣的一千多萬人患血吸蟲病，血吸蟲病由此被稱為「瘟神」。作為一名醫務工作者，蘭錫純深切感受到了肩上的責任。他於二十世紀五〇年代初，開始對中國南方血吸蟲病性肝硬變所引起的門靜脈高壓症進行了一系列的外科治療研究，於一九五二年八月，首次施行脾腎靜脈吻合術。這一手術的成功，大大提高了門靜脈高壓症的療效，使很多食管靜脈破裂、大量出血的危重病人免於死亡，不少人恢復健康，重返工作崗位。脾腎靜脈吻合術的施行，使血管疾病的治療由結紮法改進到縫合術的新階段。他的學術論文 shunt operation in treatmen of portal hypertension（門靜脈高壓症的分流術療法）和 emer-gency treatment of massive hemorrhage from varices of the up-perg astrointestinal tract（上消化道靜脈曲張大量出血的緊急處理），在 chinese medical journal（《中華醫學雜誌》英文版）上發表後，又被《蘇聯外科雜誌》、《羅馬尼亞醫學雜誌》轉載，引起世界醫學界廣泛重視。

膽道結石是一種常見病。蘭錫純發現上海地區沙泥樣膽色素結石症患者所佔比例很高。針對這種膽道結石症的特殊性，他於一九五三年初提出獨創的治療措施，改進手術方法，減少再次手術的機會，提高了膽結石症的治癒率，為發展中國膽道外科奠定基礎。他的論文

〈膽道結石症〉、〈俄狄氏括約肌切開術探討〉等，在《中華外科雜誌》發表後，受到醫學界的重視，他的手術方式被廣泛應用。蘭錫純經常在國內各地作關於膽結石症、急性胰腺炎、門靜脈高壓症的外科處理、二尖瓣分離術等學術報告。蘭錫純在國際醫學界也享有很高聲譽。他多次代表中國醫學界到蘇聯、英國、丹麥、冰島、挪威、瑞典、芬蘭、埃及、日本、羅馬尼亞、美國、法國等國訪問，參加各種國際性醫學學術會議。

蘭錫純善於把科研成果和豐富的實踐經驗寫成論文。他文筆流暢，論理透徹，概念清晰，華實相宜。對於自己的文稿，他總是反覆修改，再三推敲，凡引用的病例，每個資料都細心核實。有一次他為了核實教材中關於農村缺醫少藥的資料，親自到松江縣人民醫院和嘉定縣的南翔中心醫院翻閱歷年的病例卡，作詳細統計。他自一九四〇年在《中華醫學雜誌》上發表〈受傷性破裂〉和一九四一年在 chinese medical journal（《中華醫學雜誌》英文版）上發表〈膽囊原發性癌〉之後，相繼發表論文一百一十多篇，其中有關普通外科的二十篇、心臟外科的二十六篇、心室輔助裝置和人工心臟的十篇，用英文發表的論文三十一篇。此外，還指導他人論文三十篇。二十世紀五〇年代中期起，他在繁忙的醫療、科研和教學工作之餘，又承擔了全國外科學教材的編寫任務。一九五五年初，他和黃家駟赴蘇訪問回國後，參加衛生部召開的教材編寫會議時，他們商議在總結中國醫學科學經驗的基礎上，吸取世界各國的先進科學知識，編寫具有中國特色的教材《外科學》。該書於一九六〇年一月出版，獲得醫學界普遍好評。蘭錫純主編和撰寫的著作有：一九五九年九月出版的《心臟外科學》（一九六四年三月出第二版），一九八三年四月出版的《血管外科學》，一九八四至一九八五年陸續出版的《心臟血管外科學》上、下冊，這些都是中國在這些領域中第一部最完整的論證嚴謹、資料翔實的學術著作。此外，他還參編國內外涉及外科學、血吸蟲病、心胸外科等學科領域的專著十餘本。

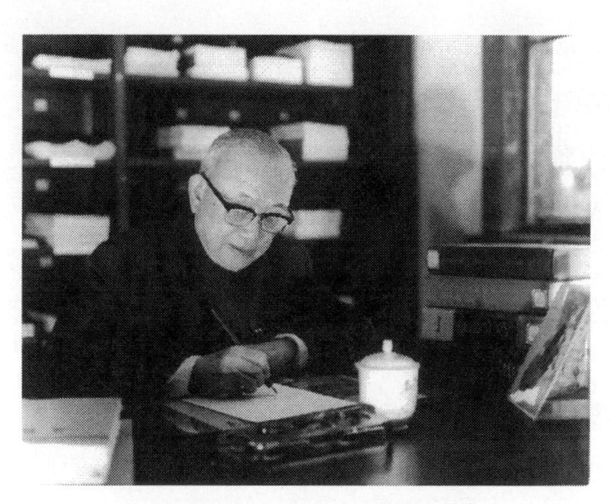

二十世紀六〇年代，蘭錫純教授
編寫《心臟血管外科學》

蘭錫純在醫學教育界德高望重，培養了一代又一代的醫學人才，他的學生遍佈全國，其中不少人已成為國內、外著名的專家學者。他講課深入淺出，循循善誘，能用簡明的示意圖、扼要的語言講清問題。一九八四年三月，蘭錫純辭去上海第二醫學院院長職務，擔任上海第二醫學院顧問，但他依然關心醫學科學事業的發展。他敏銳地瞭解到科學技術的發展方向，已從縱深學科轉為橫向學科聯繫，出現高度綜合的、新興的邊緣學科，即由理、工、醫相結合的生物醫學工程學。他在全國政協和上海市政協會議上多次提出提案，主張中國也建立生物醫學工程機構。一九八五年三月，蘭錫純受命籌建上海生物醫學工程研究所，該所由上海第二醫學院和上海科學技術大學合辦，他擔任第一任所長，精心培育生物醫學工程人才，首批即有兩名博士研究生畢業。

繼往開來創學科

一九七七年七月，鄧小平同志第三次復出，以主要精力著重抓了教育、科研戰線的撥亂反正。一九七八年四月二十二日，全國教育工作會議在北京舉行。此後中央重申各省、市、自治區要注意教育工作。這些重大舉措，解放了廣大教育工作者的思想，充分調動了他們的積極性、創造性，從而為恢復正常的教育制度、開創教育戰線的新局面提供了條件。一九七八年七月十二日，上海市委任命蘭錫純為上海第二醫學院院長。這也結束了上海第二醫學院從一九六七年始無院長管理的混亂局面。然而，在此之前，蘭錫純也只有擔任過宏仁醫院副院長的管理經歷，如何改變「十年文革」對學校所帶來的負面影響？在新的形勢下上海第二醫學院的未來何去何從？這些都是擺在蘭錫純面前的難題。憑藉他長期工作在醫務戰線上的經驗和對醫學教育的獨到見解，在新的工作崗位上，蘭錫純積極轉變自身角色，根據中央和上海市的要求，對上海第二醫學院的學科建制進行了全面整頓和治理。

一九七九年二月三日，蘭錫純經過調研工作後召開了學校的教育工作座談會，研究今後工作重點的轉移，並討論制定五年制教學計劃。根據此次會議的精神，上海第二醫學院在教學管理體制方面實行簡政放權，加強系一級行政體制。將口腔系擴建為口腔醫學院，基礎部擴建為基礎醫學院，並將兒科系擴建為兒科醫學院，瑞金、仁濟、六院三個臨床醫學系改為臨床醫學院。通過這些改革，學校在體制上進一步加強了對教學工作的管理。

在「十年文革」的動盪時間裏，上海的醫學教育基本陷入癱瘓。各個醫院和衛生機構的人員缺口很大。作為上海為數不多的高等醫學院校，盡快培養實用型的醫學人才，上海第二醫學院責無旁貸。一九八二年，學校一方面根據「上海經濟發展戰略」和「城市建設總體規劃」對衛生人才需求而陸續新建生物醫學工程、醫學檢驗、高級護理、衛生事業管理和醫學營養五個專業，另一方面，為適應社會對不同層次醫學與人才的需要，從一九八三年起又陸續開辦臨床醫學、婦產科、醫學檢驗、影像醫學、麻醉學五個三年制專科專業。為盡快滿足社會對醫務人員的需求，蘭錫純對招生制度進行改革，試行委託代培，採取計劃內及計劃外委託培養兩種方式，為兄弟省市及本市企事業單位代培醫科學生。

雖然理順了教學體制，但育人的關鍵在於提高教學品質。蘭錫純經過大量的走訪調研工作，並結合自身求學的經歷，他認為學校教育應服務於社會，育學於實踐，醫術與醫德並重。按照這一思路，各專業學制、課程設置、課程內容都作了不斷改革與調整。學校組織教師制定本學科的教學大綱，注意本學科的系統性、連貫性，充分反映醫學科學新進展的內容，剔除陳舊過時的內容。對於增設新專業所開始的新課程，要求在編訂教學大綱時注意基礎理論與臨床應用的聯繫，加強「三基」訓練，增加實驗、實習的比重以提高教學品質。通過建立電化教研室，在教學中增加電化教學的比重，一些過去在課堂上難以用語言表達的形象內容，看後即一目了然，大大提高了教學效果。如何調動教與學兩個方面的積極性，也是蘭錫純在管理中所不斷摸索的課題之一，一九八二年學校要求領導、幹部、教師對基礎課全面系統聽課，當年共聽課約二百學時，並對二百九十七名教師的講課品質進行評析，屬一類的占百分之二十點五，二類的占百分之七十三點八，三類的占百分之五點七。同時，強調加強學生能力的培養，積極開展教學方法改革的試驗，進行啟發式講課。

隨著教學改革的深入，臨床教學的方法也在改進中。瑞金臨床醫學院兒科教研室，在學生實習中以典型病例結合基礎理論進行課堂討論，使學生加深理解基礎理論，培養學生臨床思維能力，學生反映這種教學方法收穫較大。學校提倡採用這種綜合教學方法，以提高臨床教學品質。一九八一年醫學、口腔、兒科三個專業均由五年制該為六年制。在制定新的六年制教學計劃中增加臨床實習的時數，實行兩輪製臨床實習。第一輪一年實習在教學醫院進行，第二輪一年實習在附屬醫院進行，在第二輪實習中進一步加強臨床技能的訓練，實行十二小時負責制和二十四小時值班制，對病人全面負責。

為了檢驗教學成果，學校自一九八二年起實行三次綜合考試，這就是醫學院現在仍在沿用的考試制度。即：基礎醫學綜合考試、臨床醫學綜合考試和畢業臨床技能考試。為確保綜合考試權威性和價值性，學校制定相應的管理措施，明確規定學生在校期間要進行三次綜合考試，基礎醫學、臨床醫學考試不及格者，允許補考一次，補考仍不及格者，畢業時不授予學士學位。畢業臨床技能考試不及格者，不准畢業，做結業處理。分配工作一年後經單位推薦，可向學校申請補考一次，補考及格者換發畢業證書，但不授予學士學位。

蘭錫純在這個崗位上工作了六年左右的時間，他是上海第二醫學院校史上第一位具備博士學位的管理者，他開創的很多教學管理方法至今沿用。作為歷史轉折時期的學校掌門人，他為上海第二醫學院今後的發展做出了不可磨滅的功績。

一九九五年四月三日，蘭錫純因病逝世，享年八十八歲。蘭錫純將畢生獻給了中國的醫學事業，並作出了卓越的貢獻，受到了黨和人民的尊敬與愛戴。他在耄耋之年仍孜孜不倦，傾注心血著成新版《心臟血管外科學》，其勤奮敬業精神成為後人學習的楷模。

（武劍華）

仁心濟世　枯木逢春

——記原仁濟醫院院長黃銘新

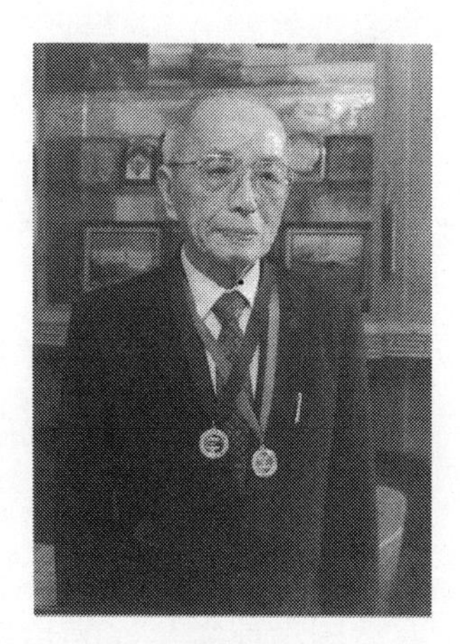
黃銘新

黃銘新（1909-2001），祖籍廣東惠陽。一九三四年畢業於上海聖約翰大學醫學院，獲博士學位。一九三六年赴美國賓夕法尼亞大學醫學研究院深造，一九三九年獲科學博士學位。回國後，曾任聖約翰大學醫學院代院長、內科學教授、同仁醫院院長、宏仁醫院內科主任。一九五二年任上海第二醫學院內科學教授。一九五七年調任仁濟醫院內科主任，一九六〇年兼任醫療係二部主任、內科教研組主任，一九七八年任仁濟醫院院長。五〇年代下鄉參加血吸蟲病防治工作，首先提出血吸蟲病侏儒症與腦垂體功能不足有關，並採取有效的治療措施。同時與江紹基等研究應用大劑量阿托品治療銻劑中毒所致阿斯綜合徵，救治了大量病人。一九五四年配合胸外科施行國內第一例二尖瓣狹窄閉式分離手術獲得成功。此後他以發展心臟內科為重點，對風濕性心臟病深入研究，制訂二尖瓣病變分類法，為國內同行所採用，又對肝硬化頑固性腹水病人採取腹水濃縮回輸治療，取得較好的成績。曾任第四、五、六屆全國政協委員。論著有「銻劑所致嚴重心肌中毒的發病機制及阿托品治療」、「二尖瓣分離手術的治療」等百餘篇。主編《晚期血吸蟲病》、《肝臟病學進展》、《內科理論與實踐》及《心臟內科學》等多部專著。

橘井泉香報國志

黃銘新一九〇九年出生於美國檀香山。七歲時隨父回國。他自幼就學於上海，一九二七年畢業於上海昌世中學。因憤於外人譏諷「我為東亞病夫，故矢志學醫」，以改善、增強人民體質為己任。同年考入聖約翰大學醫學院，於一九三一年獲理科學士。一九三四年畢業，獲醫學博士學位。畢業後，留聖約翰大學附屬同仁醫院，任內科住院醫師。

為了掌握當時醫學發展的新成果，預測醫學發展的趨勢，一九三六年他赴美國賓夕法尼亞大學醫學研究院深造。他不僅致力於心血管系統專業的研究，還師從克倫伯哈教授學習病理，跟從腎臟病理學專家留凱學習病理生理，對微生物學、生化及藥理學等也刻苦鑽研。他既積極掌握較先進的技術手段以從事臨床實踐，又重視醫學實驗及理論研究。克倫伯哈教授以工作嚴謹著稱，對研究和論文的科學性要求十分嚴格，並特別重視修辭，黃銘新從他那裏獲益良多。

留學期間，黃銘新在美國刊物上發表了三篇科學論文，內容為研究腸道與脾臟淋巴組織的數量和年齡增長的關係，獲得了科學博士的學位。當時中國人在國外獲得此學位者為數極少，故深獲導師的鍾愛，挽留他在美國定居，以繼續進行醫學研究。黃銘新留美最後一年，抗日戰爭爆發，一九三九年正當戰爭熾烈之際，他出於愛國熱忱，認為身為中華兒女，在中國受日本帝國主義侵略、民族備嘗艱辛的時刻，個人決不能逃避現實，貪戀一己之安逸，決定放棄國外前程及優裕生活，毅然返回中國。

當時，原聖約翰大學的附屬醫院，因毀於兵燹而遷至中山公園對面中央研究院舊址。黃銘新回國後，即任該院內科正教授兼內科主任之職，從事醫療和教學工作。當時戰局西移，太平洋戰爭尚未爆發，上海因租界的地位未受日軍侵佔，但在日軍包圍之中，「孤島」倖存維艱。由於日美關係日趨緊張，美籍教師相繼返國，以致師資缺乏。加之環境和條件也十分惡劣，醫學院岌岌可危。黃銘新不避危難，挑起重擔，慘澹經營，全副精力都撲在教學工作中。凡是一時聘請不到師資的課程，只要他能勝任，他都一力承擔。他先後教過內科學、臨床化驗學、細菌免疫學及寄生蟲病學，為了教好這些課程，他經常備課至深夜。他認為，事情總是要人去做的，工欲善其事，必先利其器，致力於科學人才的培養，未來事業就有指望。

一九四一年，太平洋戰爭爆發，日軍進佔租界，學校和醫院均被侵佔，教學一度陷於停頓。此時若無人挺身而出，則醫學院將從此停辦，百餘醫學院學生也將就此失學。黃銘新受命於危難，於一九四一年到一九四六年擔任聖約翰大學醫學院代理院長，並另覓新址開辦教學醫院，於一九四一年到一九四七年任上海同仁第二醫院院長兼內科主任，並利用原屬美國教會的宏仁醫院，繼續維持醫學院的教學工作。為延續醫學院的存在，黃銘新一方面向社會上募捐經費，一方面將自己開業所得部分貼補上去。在這段時期內，黃銘新未在醫院領取工資或獲取其它形式的報酬。這樣，醫學院才得以在風雨飄搖中勉強維持，直至抗戰勝利。淪陷期間，黃銘新不僅苦心經營醫學院，還與林兆耆和馬弼德兩位教授設法維持上海中華醫學會和中英文版的中華醫學雜誌。儘管稿源困難，經費拮据，但該學會及會刊終能存在。黃銘新後來回顧這段經歷，認為是其一生中最艱巨而又最感自豪的一段歷程，儘管聖約翰大學醫學院工作備經艱辛，但並未一刻中輟。即便如此，他卻從不以此成績自我標榜，反而功成身退。抗戰勝利後，即將醫學院院長一職讓與他人，而他自己繼續任教內科學。

建國後，黃銘新愛國之情愈濃，工作更為積極。一九五一年十二月他主動要求參加抗美援朝醫療隊，並任大隊長，為救治前線將士立下戰功。一九五二年，人民政府將聖約翰大學醫學院、震旦醫學院和同德醫學院合併成立上海第二醫學院，黃銘新受聘為該院內科一級教授，兼醫療系二部系主任，繼續其培育英才的光榮任務，強烈的使命感和責任心使他在為新中國創立醫學新事業的實踐中充滿活力。他身體力行，深入細緻地從事各項醫學實踐，自一九五三年起，他還親自培養和指導研究生，每三年一人，此項工作雖因「文革」而被迫中斷，但動亂結束後又迅即恢復，直至年逾七十還在帶兩名博士研究生。

他對學生既愛且嚴，善於採用抽絲剝繭、啟發才思的教育方法，為國家造就了一批人才。黃銘新對青年醫師經常諄諄教誨：「大凡成事者須有志，然有志而無恒持之毅力，遇難即退，不能鍥而不捨，終亦徒然。我並無過人之才，第有所志知所作為，能堅持而已。自古創造發明者，發明皆一漸進過程，多建於前人研究之上，平步青雲的大發明家如果存在，也是鳳毛麟角。凡遇困難、遭挫折，庸者退卻，勇者吸取教訓後立即修正，才能克抵於成。陶淵明的『好讀書，不求甚解』之句，我們醫生們絕不能因舊循之。好讀書的醫生們必須力求甚解，才是學之道。為人師者，應學伯樂，能知人識人，循循善誘，提拔後進，以育人為樂事。年高者一旦看到年輕人確有成就，應立即推薦至第一線，自己應甘願退居二線，但為師者需要放手不放眼地對其授以重任。我許多以前的年輕醫生同道們，他們現在的成就都已超過我本人，成為一時英雋，學有所長者比比皆是。為人師者應該真心實意地有『待到山花爛漫時，他在從中笑』的氣概才是。」

從教六十年的辛勤栽培，桃李競相吐豔，他的許多學生已馳名國內外醫學界，如在美國有郭備德、沈曾永、陶令淵、鄭宗鄂等教授，在國內有周孝達、周連圻、何永照、王一山、江紹基、陸正偉、陳順樂、黃定九等教授。他對醫學教育的長期不懈努力和貢獻，得到高度尊重和評價，榮任中國醫學科學學部委員和學位評審委員會委員、醫學教材編審委員會副主任委員等職，一九八二年，美國密蘇里大學醫學院聘請他為名譽教授。而且，世界各地諸多名人錄研究院競相將黃銘新收錄於各自的名人錄中。

內科聖手克頑疾

從一九三九年任聖約翰大學內科教授之後，黃銘新已選定心血管疾病為自己的專業對象。上海第二醫學院建院之後，他同年輕醫生一起大力在這方面進行研究。那個時代最常見的心臟病是風濕性心臟病，其次才是動脈粥樣硬化性心臟病、先天性心臟病、心肌病等。黃銘新當時就已看到這些心臟病如要徹底治癒，必須要與外科合作，尤其是在一九四九年初，國外的報告已有不少涉及心臟手術處理的重要性。他認為內科著重診斷與藥物治療方面，應該密切與外科結合，提供外科多種多樣的適宜於動手術的病例。當外科蘭錫純提出要對二尖瓣風濕性狹窄進行心內手術分離狹窄的措施時，內科收治的病員名單上已有多名患者符合於此手術指徵。一九五四年他協助蘭錫純成功地完成了中國第一例二尖瓣分離手術，這一開端，促進了中國心臟手術的快速發展。他也是最早研究心向量圖及心動衝擊圖者之一，後來轉而研究冠心病及病毒性心肌炎，其中對冠心病獨具心得，多年來一直參與一些國內重要冠心病會診。一九八五年三月到八月，他主持搶救一例心跳停止、多臟器功能衰竭的心肌梗死老人獲成功，在社會上引起很大反響，中國許多報刊均對此有所報導。他在開展最新的心肌梗死的酶學診斷研究和冠心病的脂質代謝研究中也富有成果。

對風濕性心臟病，黃銘新於一九五二年即已開始從事溶血性鏈球菌研究，一九五三年已在國內首創自己製造抗鏈球菌溶血素抗「O」的測定。一九五五年，作為中國第一次赴東歐國家醫學代表團的成員，黃銘新參加羅馬尼亞科學院世界科學會議全體大會時宣讀他的論文〈抗鏈球菌溶血素「O」的製造與臨床應用〉，世界各國代表深為驚奇與讚賞，反響熱烈，黃銘新內心也深感欣喜。黃銘新在心血管疾病診治方面的成就，深得當時國內同道們的敬重。

中華人民共和國成立後，黃銘新參加瞭解放軍因在上海郊區鍛鍊游泳而導致大量急性血吸蟲病例的搶救工作，從那時起黃銘新就沒有放下過血吸蟲病的防治工作。建國初期，血吸蟲病威脅著全國約四分之一人口的健康。「南久患血吸蟲，田多人少，『痞傀』『大包』『童子癆』，縱然落在扁鵲手，難治療。乘東風，革新鬧，插紅旗，創造巧，短程『銻劑』加上華佗刀。侏儒再長腹平消，健康恢復逞英豪，黨遣來白衣戰士，萬民歡笑。」這首出自仁濟醫院血防大隊陸正偉醫師之手的詩詞，如實描寫了大量晚期血吸蟲病患者腹水、侏儒症等痛苦和救治的狀況。

一九五三年全國血吸蟲病研究委員會成立後，黃銘新就一直擔任副主任委員兼臨床組組長，其間經常與衛生部門黨政領導一起，巡視血吸蟲病疫區，調查疫情，制訂對策。他不辭辛勞，經常利用周末，與江紹基、潘孺蓀等教授一道，赴上海郊縣對血防工作進行指導。他在上海仁濟醫院成立了血吸蟲病研究室，從事臨床研究，專門研究了血吸蟲病侏儒症、銻劑嚴重心臟中毒的發病機制和大劑量阿托品治療銻劑所致的阿斯二氏綜合徵，還有晚期血吸蟲病的臨床診斷和治療、血吸蟲病的乙結腸鏡檢查等。

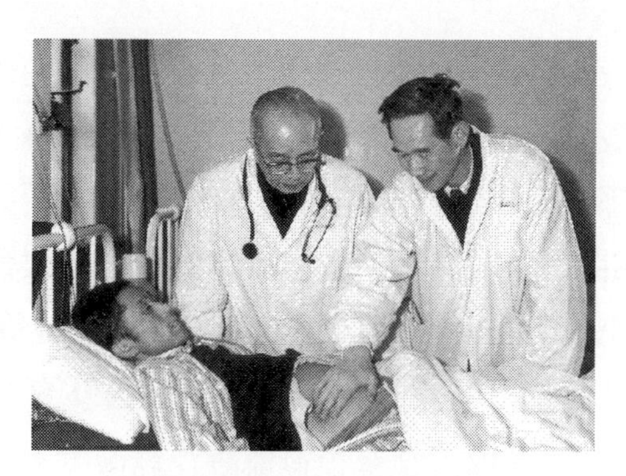

黃銘新教授診治血吸蟲病患者

從衛生部指定黃銘新參加全國血吸蟲病流行區實地調查與治療工作起，到一九八五年長達三十六年之久，黃銘新三分之一的時間是用於血吸蟲疾病診斷和治療之中。在開始十五個年頭，黃銘新每年隨著衛生部領導血防局以及血防研究會的負責同志到過全國十三個省市的重點流行區進行考察和講學、諮詢等工作，每年至少一個多月。四川省是一個極大範圍地區，黃銘新曾先後去過七次，每次都深入到重點流行區與基層醫生一起討論研究治療工作。一九五五年到一九五七年，黃銘新組織了中西醫一個專家小組，邀請外科專家下去選出可以手術切脾的外科患者，每周末約十位專家醫生到郊區流行縣、鎮進行實地調查，三年來風雨無阻，寒暑無間。這段時期他發現血吸蟲病引起的侏儒症，在稍加營養攝入後，進行銻劑治療，一年後明顯生長發育，三年後幾乎不亞於正常人的身高體重，所以能取得如此良好的結果，是由於侏儒患者的骨骼板尚未閉合之故。在松江、奉賢、青浦、嘉定等縣中，有百餘侏儒症患者經過他的治療獲得良好發育，四五年之後均成為合格的勞動力了。

一九五八年黨發出三年內基本消滅血吸蟲病的號召後，黃銘新擔任了全國血吸蟲病研究委員會臨床組的領導工作，在血防工作中始終一馬當先，放棄了所有節假日的休息，深入農村現場調查，足跡遍及安徽、江蘇、浙江、江西、湖北、廣西、四川、雲南等省份，當時銻劑所致的嚴重的心臟反應（阿斯綜合徵）死亡率極高，是大規模治療中未能解決的問題之一，各地都遇到這樣的困難。黃銘新看到這個問題後就想，這個問題不解決，消滅血吸蟲的任務就很難完成。過去外國書本上一向認為這是由於心肌炎引起，無法治療，怎麼辦呢？黃銘新並不退縮，回來後領導科內同志，根據國內外的經驗和自己的觀察，積極進行研究，完成了阿斯綜合徵神經機制學，並提出和推廣了阿托品治療的有效辦法，把死亡率從百分之八十降到了百分之十，使大規模治療運動迅速地開展起來，為後來的門診三天療法創造了重要的條件，挽救了數以百計的生命。

當時，阿托品在所有的藥物學書中用以靜脈注射的劑量為一點五毫克，而黃銘新在血吸蟲病治療手冊中建議第一次發作用二毫克，再發作再加大，逐漸提高到每次發作用十毫克，甚至一天中靜脈注射了五百毫克到一千毫克才挽救了患者性命，徹底打破了藥物應用的常規。這在當時世界上也從未見諸報導。

此後十多年，血吸蟲病在國內已得到基本控制狀態以來，而且治療上已有了口服吡喹酮高效殺蟲藥，黃銘新把血吸蟲病研究的方向轉到掃尾工作上。一九七七年後，他在多次全國會議上提出了最大的問題就是對血吸蟲病肝硬化的大腹水治療。通過不斷的思索，黃銘新採取了聚乙醇和賽璐芬管法，將大腹水濃縮後靜脈回輸，取得了極其滿意的療效，後由蕭樹東製成了一整套儀器，可以農村患者家庭中回輸濃縮液，獲得了中央衛生部二級發明獎。這個方法是在世界上從未採用過的新療法，而且聚乙醇和賽璐芬都可在國內自制，為國家節省了許多外匯。一九八二年，他首創的賽璐芬聚乙二醇法腹水濃縮靜脈回輸治療頑固性腹水，榮獲衛生部重大科技成果二等獎，十多個國家的專家們來函對這項創造予以高度評價。他應用卵磷脂膽固醇醯基轉移酶測定，對比觀察晚期血吸蟲病和慢性肝病患者的變化，研究成果受到聯合國衛生組織熱帶病部的通報。一九八五年，七十七歲高齡的黃銘新被選為全國衛生先進工作者、上海市先進工作者，並授予他一枚金質獎章、記大功等殊榮。

杏林醫案傳後世

黃銘新一向關注內科領域的研究，希望中國內科學發展在世界的範疇中受到人們的重視。從二十世紀七〇年代開始，他針對免疫學與老年醫學開始了科研工作，擔任了上海第二醫科大學免疫研究所第二任所長、全國首屆老年病學會的常委和衛生部醫學科學委員會委員。在免疫學方面，他發現風濕病學是臨床免疫學的重要研究。經過一年多的考察，他確定黃定九教授主持老年病學和陳順樂副教授主持風濕病學研究。這兩位專家為人謙虛和穩重，事業心相當強，在短短一二年中各自做出顯著成績，寫出多篇論文，而且還組建起品質較高的科研團隊。一九八五年，黃銘新不再擔任免疫學研究所所長，黃定九抓起了仁濟老年病學的研究工作；陳順樂則建立起風濕病研究室，繼續開展高品質的科研。老年病學和風濕病學的學會在中華醫學會總會批准成立，黃銘新教授非常高興。許多外國專家來滬講學，觀摩風濕病學和老年病學的實驗室和研究工作時，都很驚異，他們對於中國建立起這兩個專業，已達到如此的研究品質高度而盛讚不已。

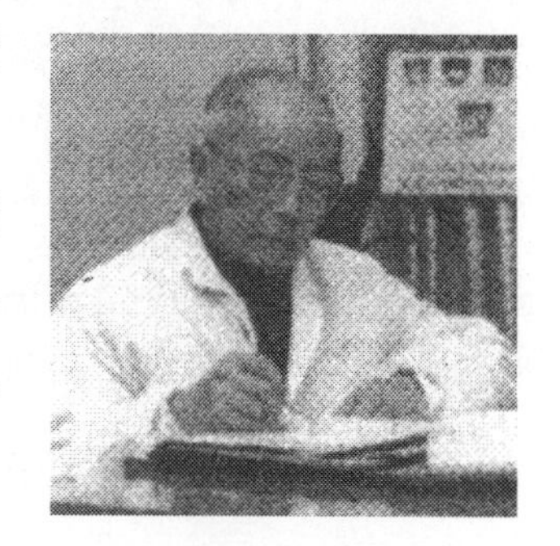

黃銘新在科研上涉及的領域是多方面的。在他發表的百餘篇論文中，大多能較早地涉及醫學研究中的前沿課題。他不僅在心血管專業有較突出的成就，在中西醫結合、血吸蟲病防治、代謝和激素、臨床免疫學、風濕病學、老年醫學及醫學管理學等方面均有較深的造詣和貢獻。

美國出版的《國際心臟病學》（*International Text Book of Cardiology*）中刊出了一篇黃銘新與陳曙霞教授合寫的〈中國醫藥材應用於心臟病的藥理學〉，英國《柳葉刀》（Lancet）醫學雜誌一九八七年四月十八日第八百九十六頁刊發了一篇書評，是由英國心血管雜誌的主編D. Knickler教授執筆的。他評價道：「這本書的許多文章中能令發達國家的讀者們感到有興趣的是三篇由中國大陸學者所寫的文章，應予指出本書的供稿者大多是世界聞名的各國心血管專家，而中國作家所報告的最具有世界性特點風格……並希望世界各國的圖書館館員重視之。」《柳葉刀》雜誌是世界最老最具權威性的醫學雜誌，其書評素以尖銳潑辣聞名。黃銘新說：「我自感這篇英文文章寫得並無特別優異之處，是國運昌，國人之論文也受到世界重視了！」他相信不久的將來，外國醫學界學者都會想來中國取經的！

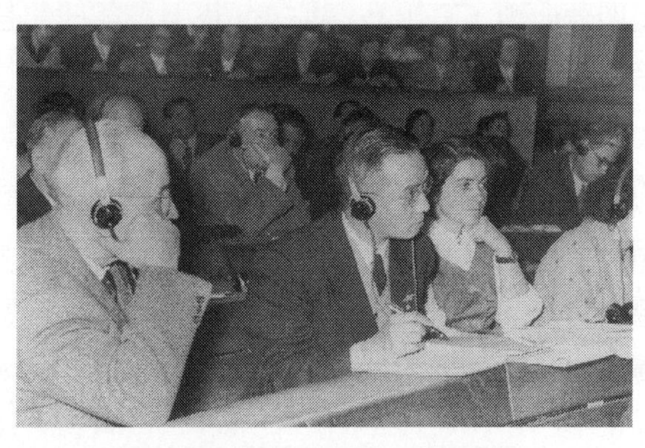

黃銘新教授參加國際學術會議

黃銘新年過八旬，仍孜孜不倦地學習。數十年如一日，案間書籍文獻簇擁。過去，他每月除固定看的二十多種臨床雜誌外，對邊緣醫學、實驗醫學、最新進展的論著均有目的地進行涉獵。他擅長多系統和多學科的結合、臨床和動物實驗的結合，在他指導下，臨床免疫研究室對系統性硬化症患者的觀察報導，在國際風濕病學術會上得到了好評。他通過對老年人的細胞免疫、微量元素、內分泌代謝和智慧等專案測定和研究後，發現老年人不一定都患老年病，中國老年人某些觀察參數的正常值和外國老年人有所不同。

一九八〇年，中國醫界前輩們推薦他負責主編一部大型的醫學參考書，他把這本六百萬言的醫界老專家們的臨床經驗總結命名為《內科理論與實踐》，他說知識不應成為一朵不結果之花，紮根於科學實踐才能不斷開拓和創新。這話能夠概括他那生機盎然的實踐精髓。

黃銘新很重視查房，他認為查房是一個醫生印證所學、鍛鍊思維、交流砥礪的重要方式，不能放棄這種重要的實踐。八十歲以前，除外出或重要的市內會診，他依然每周與江紹基等專家參與科內的心血管、胃腸道、腎臟和血液病房的查房，在查房時他很注重合理用藥和中西醫結合。作為中國藥典委員會名譽委員，他認為，老藥新用是醫學發展的表現，一種人們長期應用的老藥如賦予新的理論認識，則更可得心應手發揮它們的功效。他積極探索尖端科學的新藥機理，通過動物實驗，他成功地觀察到以脂質體（卵磷脂）作為藥物載體，可將能量物質（ATP）輸送到缺血及血流降低的靶細胞、靶組織中去。他認為卵磷脂包埋ATP微球可穿過被堵塞的血管，給梗死的心肌以營養，從而使患者心肌不致急性壞死而得救。他還預見，這種新藥機理對成人呼吸窘迫綜合徵也同樣適用。

一九八五年，當黃銘新從仁濟醫院院長崗位退居二線之後，他卻比當院長時更忙。帶博士研究生、寫作、審稿、講學、查房、會診。一九八七年《人民日報》海外版記錄了採訪作者與黃銘新間的一段故事——一九八一年冬天，我到北京參加全國政協會議，小組討論時，剛巧坐在黃教授身旁，他無意中發現我手指頭有點腫大，指甲上還有一圈紫暈，便約我會後到房間去看個門診。我搖手說：「謝謝，我沒什麼病。」他說：「來談談也無妨。」我就去了。最後，他用堅定的語氣對我說：「從你的『杵狀指』上，我斷定你肺裏有毛病。回上海後就到醫院去認真檢查肺部。」一查，是肺癌！立即住院、動手術。由於發現得早，保住了老命。我崇敬他的醫術，更崇敬他的醫德。

採訪時，記者讓他注意勞逸結合，年逾八旬的黃銘新說：「我此刻忙得非常有意義，而且心情舒暢。幾年前，我曾經為上海第二醫科大學帶過碩士研究生，現在叫我培養博士研究生，這是一件值得我去努力探索的新工作。我有一個宏願，要為國家培養高級醫學人才，帶好接班人。在醫學科學方面凡是中國還沒有的項目，我都要補全它，嚴格要求他們刻苦學習，理論密切聯繫實際，善於獨立思考，做出判斷，對當前醫學理論上某些爭論提出自己的獨到見解，是很重要的。前年和去年有兩位博士研究生已通過各自的畢業論文答辯，其中有一篇引起醫學界注目。今年我又開始帶兩位新的學生，我希望他們努力學習，勇於開拓和攀登，在各方面都能超過我。只有這樣，中國的醫學科學事業才能趕上世界先進水準！」

一九九四年，八十五的黃銘新歲華誕，他已經成為一個有著五年黨齡的共產黨員。他說，新中國成立前後，他耳聞目睹中國共產黨的英明與偉大，他堅信「只有共產黨才能夠救中國」，於是早在一九五四年他就向醫院黨組織遞交了入黨申請報告。黨的十一屆三中全會後，他又先後三次向黨組織提出申請。最後一次是在一九八八年八月，他提交了一份三萬五千多字的入黨報告。他說，雖然已經年屆八十，但依然與四五十歲時一樣，參加中國共產黨的願望毫無減退，而且更感強烈，並希望在黨組織中純潔餘年，發揮餘熱。一九八九年，黃銘新終於實現了他追隨黨三十五年的夙願。

黃銘新不僅專於醫學，在藝術上亦造詣頗深，堪稱一位多才多藝的醫學專家。他拉得一手好的小提琴，在中學時就考入上海國立音樂院，師從當時上海交響樂團首席小提琴演奏家Foa教授兩年。他畫得一手不賴的油畫，他喜好金石，刻得一手好印章。在談到這些愛好和修養時，他說它們可以起到異曲同工的作用，有助於鍛鍊人們在科學思維中產生靈感，完善構思。老上海的「老仁濟」外表儒雅，舉止風度翩翩，談吐斯文的形象，在黃銘新教授的身上展現得淋漓盡致。

二〇〇一年十二月二日，黃銘新因病逝世，享年九十三歲。作為一代醫壇巨匠，黃銘新教授在醫學園地耕耘近七十年，為人類的健康事業、為醫學人才的培養作出了卓越的貢獻，為後人留下了巨大而寶貴的學術和精神財富。

（譚珊）

中國兒科界的一代宗師

——記原上海第二醫學院兒科系主任、上海市兒科醫學研究所所長高鏡朗

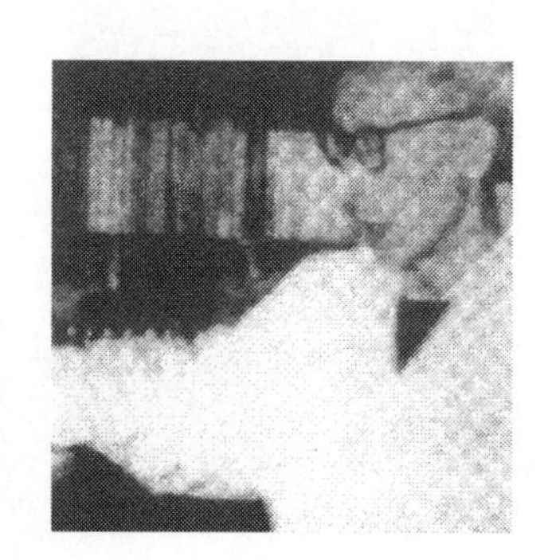
高鏡朗

高鏡朗（1892-1983），祖籍浙江上虞，出生於教師家庭。四歲入私塾，六歲喪母，在舅父家放牛五年，後經族人資助，入嘉興美國基督教會辦的桐鄉文藝學堂，後依次就讀於嘉興秀州書院、杭州之江大學、南京金陵大學、山東齊魯大學。一九一五年入湖南湘雅醫學院攻讀西洋醫學，一九二一年畢業獲醫學博士學位後留校任內科助教。一九二三年，與顏福慶一同創辦國立上海醫學院，任教授、兒科主任，主持兒科教育，併兼任附屬護士學校校長。一九二五年，受聘為紹興福康醫院兒科醫師。一九二八年，公費派送赴美國留學，入哈佛公共衛生學校及哈佛大學兒科醫院進修，並先後到紐約肺病研究所、法國巴黎巴斯德研究院、德國杜塞爾道夫傳染病院、柏林醫科大學兒科醫院、奥地利維也納兒童結核病院、瑞士蘇黎州兒科醫院學習考察。一九三〇年回國後，開設滬上最早的兒童專科醫院——福幼醫院。建國後，先後於一九五二年、一九五八年參與籌建上海第二醫學院和新華醫院。一九五三年，被上海第二醫學院特聘為廣慈醫院兒科主任，並委

其創立兒科醫學系。一九五四年，被聘為上海第二醫學院兒科系主任。在此期間，還曾任上海衛生教育會編輯，上海福利醫院院長等職。一九七八年指導成立上海市兒科醫學研究所，並任所長。一九八三年捐資創辦《兒科臨床雜誌》，從而在國內率先確立兒科醫教研究整體系。高鏡朗是中華醫學會兒科學會的發起人之一，被譽為兒科醫學界的一代宗師，與諸福棠並稱為「南高北諸」。

牧童苦學成名醫

如今年過古稀的上海市民，大概都曾聽聞過高鏡朗的大名。二十世紀四〇年代末、五〇年代初，上海的家庭凡遇幼童生病，均以請高鏡朗先生診治為上，兒童家長均有「經高醫師診治後才可放心」的讚語。

但大多數上海市民恐怕不知道，這位中國著名的兒科醫學先驅、兒科醫學的一代宗師、第一屆上海市政協委員，竟然是牧童出身。

一八九二年，高鏡朗出生於上虞章鎮的一個塾師家庭。他四歲入私塾，六歲喪母，在舅父家放牛五年。族人念其天資聰穎，資助其入嘉興美國基督教會辦的桐鄉文藝學堂半工半讀，上午讀書，下午做木匠。自此，高鏡朗開始了他的學習生涯，先後就讀於嘉興秀州書院、杭州之江大學、南京金陵大學、山東齊魯大學。一九一五年，恰逢顏福慶在長沙與美國雅禮會聯合創辦了湘雅醫學專門學校，高鏡朗聞訊即去投考，成為湘雅的首屆學員，攻讀西洋醫學。一九二一年畢業，獲醫學博士學位，後留校任內科助教。

西醫兒科學是在十九世紀末才成為獨立學科的，中國兒科學則起步更晚，在高鏡朗攻讀西醫的二十世紀二〇年代，經過專業培訓的兒科醫師幾乎沒有，加上當時經濟及衛生水準落後，疫病流行，兒童發病率和死亡率遠遠高於西方發達國家。高鏡朗曾親眼看到大批患兒被流行性斑疹、傷寒、回歸熱等急性傳染病奪去了生命，嚴重營養不良的兒童骨瘦如柴。他在心裏疾呼：兒科醫學應該在我們國家佔有一席之地。與此同時，他眼見現代醫學教育事業幾乎完全操縱在外國人手中、尤其是外國教會人士手中，他非常期望創立中國自己的醫學教育事業。由於他的創見得到當時政府教育部長的支持，一九二三年，年僅三十三歲的高鏡朗與顏福慶、樂文照、任廷桂等一同創辦國立上海醫學院，他任教授、兒科主任，主持兒科教育，併兼任附屬護士學校校長。一九二五年，受聘為紹興福康醫院兒科醫師。

寒窗苦讀，負笈歐美，幾乎是那個時代醫學大家們的必經之路。一九二八年，高鏡朗被公費派送至美國留學，進入哈佛大學公共衛生學校及哈佛大學兒科醫院進修兒科。並先後到美國紐約肺病研究所、法國巴黎巴斯德研究院、法國杜塞爾多夫傳染病院、德國柏林醫科大學兒科醫院、奧地利維也納兒童結核病院、瑞士蘇黎州兒科醫院學習考察。

一九三〇年，滿懷為中國創建兒科事業大志的高鏡朗，回到了滿目瘡痍的中國，開設滬上最早的兒童專科醫院——福幼醫院。但是，日本帝國主義發動的侵華戰爭，打破了他為中國創建兒童醫學事業的夢想。在上海淪陷後，他斷然拒絕與汪偽政府合作，寧可關掉自己所創辦的醫院。直到抗戰勝利，高鏡朗先生才重新掛牌行醫，為上海市民服務。

一九五二年全國高等學校院系調整，聖約翰大學醫學院、震旦大學醫學院和同德醫學院三座著名的醫學院合併組建了上海第二醫學院，高鏡朗被上海第二醫學院特聘為廣慈醫院（今瑞金醫院）兒科主任，並接受委任創立兒科醫學系。一九五四年，他被聘為上海第二醫學院兒科系主任。在此期間，高鏡朗先生還曾任上海衛生教育會編輯、上海福利醫院院長等職。一九五八年參加新中國成立後上海第一家大型綜合性教學醫院——新華醫院的籌建，成為新華醫院的第一批建設者，並受聘為新華醫院第一任兒科主任。

錚錚傲骨求真理

「五四」運動蓬勃開展的時候，正值高鏡朗青年時期，面對帝國主義列強欺凌侵略、瓜分中國的民族危機，他懷著愛中國愛民族的熱血激情，積極參加了愛國運動，曾和其它救國積極分子組成赴京請願代表團，向當時反動軍閥政府請願示威，喚起群眾奮發圖強，打倒列強，打倒軍閥，反對喪權辱國的不平等條約。在當時，高鏡朗堪稱是一個先進的愛國青年，積極投入了救國救民、振興中華的浪潮。

當時的湘雅醫學專門學校的經費有三個來源：一為當地省府，二為北洋中央政府，三為美國教會。當時湖南為軍閥張敬堯所霸佔，他吸食鴉片，貪污腐化，省庫空空，經費長久不能到位。北洋的經費更遙遙無期，學校僅靠教會維持，捉襟見肘，度日如年。

一九一九年長沙爆發了「倒張（敬堯）運動」，學生發動去北平請願，大家每日改食兩餐，將節省所得供代表用做路費。在選代表時，大會選出了李振翩等代表。有一位同學站起來問：「為何高鏡朗不出來？」當時的高鏡朗是畢業班的班長，年齡較大，在班中也是「長兄」，有較高的威望。在同學們的一致推薦下，他當仁不讓地當上了請願團團長。毛澤東在這一運動中頗為活躍，在各學校間聯繫鼓動，高鏡朗負責事務工作。請願書由高鏡朗擬稿，由毛澤東在請願摺子上筆錄。到京後直至教育部請願，見門口有持槍門崗，有人猶豫不前，高鏡朗挺身而出，說既千里迢迢到北平，怎麼可以不進去呢？隨即率大家入內，門崗並未刁難。到了會客室，部裏派人接待，甚為客氣，但是經費一文沒有，大家深感無奈，只得南返，說準備到上海向湖南同鄉會請求資助，不過後來並沒能成行。

一九四九年後的一次人民代表大會，毛澤東邀請顏福慶同桌共餐。問起有一高××現在怎樣？高當時赴京請願改名，所以顏福慶一時想不起來，回答說不知這個人。顏福慶返滬後想起高××即高鏡朗，遂即告高：毛澤東想到您，您快寫封信給他。高鏡朗回答道：「不必寫，我一能溫飽，二不想做官，安分守己，不求附勢。」當時在長沙「倒張運動」時湘雅的學生會主席是張維，後任民國時期上海市的衛生局長，一九四九年後向毛澤東致意，毛澤東覆信後張得到任用，在歷次政治運動中毫髮未傷，且當上政協委員。而高鏡朗在歷次運動中均首當其衝，但傲不可屈。

碧血丹心為創業

高鏡朗不僅是新中國兒科醫學教育事業的泰斗，而且是新華醫院兒科系的創辦人之一。在國家百廢待興的日子裏，創建中國的兒科教學事業，這份創業的艱難和坎坷，五十多年後的我們只能想像而無法確知。俱往矣，當我們今天徜徉在設施一流，英才薈萃的新華醫院裏，哪裏還能找到歲月留下的片瓦？

記得有一位歷史學家說過：歷史有時候只能反讀，反讀的歷史就像西裝的襯裏，有時候比面料更能說明西裝的做工和質地。

高鏡朗究竟為新華醫院兒科教學事業的創立付出了多少心血、受過多少委屈、挨過多少「批判」，不妨讀一讀高鏡朗在那個年代寫的一份《自我檢查》：

「小組中許多同事們一系列的揭發和批判，給我很大的啟發和教育。在思想上引起了很大的變動，所以在這個大會上，我亦要求來作一個自我檢查：在會內和會外的醫務工作者們一定知道，亦一致公認，我是一塊最頑固的花崗石。現在請大家聽一點這塊花崗石的初步點頭。」

「在不服從領導方面：這是我加入『二醫』工作以來頂頂突出的醜惡表現。平常作事，遇到觀點不同的時候，就照個人主觀的偏見，強調要這樣和那樣。在小事上不合意，就冷嘲諷刺。遇到大事，就發脾氣，任意污蔑。現在舉出兩個例子來說明：一、在一九五三年為實習生不作實驗常規，在院長會議上，對張代表我就大肆咆哮，說他是半斤八兩，這樣辦學校和從前的學店有什麼不同，在會後特意諷刺某院長，說他開學店。二、我看到九院興建兒科的計劃要縮小了，就日夜不安、憤憤不平，以為領導總是欺侮我們，不肯重視小兒科的發展，強調『上醫』的兒科系遷往重慶以後，上海只有『二醫』的兒科系，而且全國目前只有四所醫學院有兒科系，『二醫』的兒科系局部的條件最為優越，上海又為國際城市，中外觀瞻所繫，用種種的理由，發表滿心嚮往資本主義的風物和浪費的追求，想把兒科系的院屋和設備，在遠東成為數一、數二的建設。拿出十足擋道頭子的氣魄，向某院長提出無理的責問。」

透過「花崗石」、「資本主義的風物」，以及「擋道頭子」這些特定歷史年代的「階級鬥爭術語」，我們不難看到高鏡朗先生為了創建「二醫」兒科事業而慷慨陳詞的拳拳赤子之心。其所承認的「浪費的追求」，說到底，其實不過是「向衛生局某局長強討X光機器」。這樣剛直不阿的秉性，於今更是何等的難得與可貴！

高鏡朗自己當時也萬萬沒有想到的是，這份耿直和熱忱，竟然最後被羅織成「在政治上一直和美帝國主義保持著千絲萬縷的關係，立場一貫反動」的罪名。

耄耋之年櫛風雨

高鏡朗博覽中外醫學文獻，鑽研中國醫學，將中醫理論與現代醫學兩者結合起來，是最早研究中西醫結合的學者之一。其學術成就用「著作等身」來形容絕不為過，代表作《古代小兒疾病新論》、《兒科小全》、《兒科液體療法》等，備受兒科同道贊許，在國內外有很大的影響。他還翻譯了《兒童傳染病學》、《麻醉學》、《英國藥劑》等大量的國外醫學專著，還發明了從脈搏測驗血壓、用楝樹根和楝樹皮取代進口藥「山道年」治療兒童蛔蟲病的醫術。

但是，高鏡朗對自己全部的特長，只簡簡單單歸納為三個字——好讀書。他坦承自己的「優點」是「不吸煙，不識牌，不喜弄政治」；而「缺點」則是「好多言，輕信人言，易刺激，頑固」。這樣的脾性，在「階級鬥爭」的年代，如王蒙先生所說的「講假話已經不能成為判斷一個人是否誠實」的日子裏，講真話自然為高鏡朗帶來了一系列厄運：抄家、批鬥、靠邊站。

一位七十六歲的老人，就這樣走進了「文革」動亂的風雨。在人性扭曲的日子裏，曾有人檢舉：「高鏡朗與某某特務關係密切，可能給他電臺，以通情報」。如此荒誕的捏造，最後就連當年的「紅衛兵小將」也無法相信。

一九七一年八月，上海第二醫學院工、軍、革，將高鏡朗定為「資產階級反動學術權威，一批二養」上報。

一九七二年一月，原上海市革委會文教組「定高鏡朗為資產階級反動學術權威，作人民內部矛盾處理」。

一九七二年九月二十日，原上海市委批覆：「同意對高鏡朗的問題作人民內部矛盾處理。」

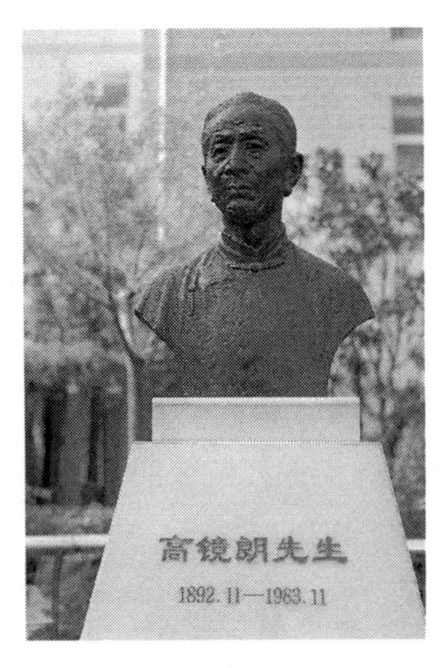

高鏡朗教授銅像

直到一九七六年十月，平地一聲春雷，「四人幫」被粉碎了，這位耄耋老人才重新回到陽光之下。一九七八年七月三日，中共上海第二醫學院委員會向市委報告：「原定高鏡朗同志為『反動學術權威』等是錯誤的，特決定撤銷一九七一年八月上海第二醫學院革委會關於『高鏡朗屬於資產階級反動學術權威，一批二養』的意見。並建議撤銷一九七二年一月二十三日原市革委會文教組『定高鏡朗為資產階級反動學術權威，作人民內部矛盾處理，一批二養』的意見和原市委滬辦抄字七十二第六百六十八號文『同意對高鏡朗的問題作人民內部矛盾處理』的批覆」。同年十月，上海市委作出了〈關於高鏡朗同志覆查結論的批覆〉，終於摘除了壓在高鏡朗頭上長達十多年的「反動學術權威」的帽子！

美德流芳傳世間

雖在「文化大革命」期間高鏡朗遭受了不公正待遇，但他的愛國信念從未有動搖。得以平反昭雪的第二年，也就是一九八〇年的二月，高鏡朗赴美國和加拿大探親。子女考慮他年事已高，勸他留居國外，以享天倫之樂，並為他辦理了移民手續，然而，高鏡朗婉拒了子女親友要他定居國外的要求，執意返回中國。臨別時他教導子女：「你們是中國人，應該為中國醫學事業發展作貢獻，可以回來講學。」

一九八二年秋，新華醫院新生兒學家吳聖楣去探望高鏡朗，此時，體質虛弱，但仍才思敏捷的高老仍然念念不忘籌辦中的《臨床兒科雜誌》，他的夙願就是為廣大兒科工作者營建學術交流的園地。不久，當時僅次於《中華兒科雜誌》的第二本全國性兒科專業雜誌《臨床兒科雜誌》創刊發行了，而這一雜誌正是由高鏡朗捐資創辦的，由此國內真正確立起了兒科學醫、教、研的完整體系。

高鏡朗是中華醫學會兒科學會的發起人之一，被譽為兒科醫學界的一代宗師。二十世紀五〇年代，國內醫學界就將高鏡朗與諸福棠兩位兒科大師並稱，有「南高北諸」之說。高鏡朗醫術精湛，醫德高尚，特別對重危病兒嚴密觀察，極端負責，深受病家敬仰。他的美好醫德，教育、感動了許多人。當年，他的同事、下屬和學生們是這麼評述他的：「高主任熱愛病兒是無微不至的，他經常說：『兒童是中國的寶貝，我們的心肝。』他更常常用『革命人道主義』來教育大家。」

高鏡朗曾在回憶他從醫經歷時這樣講述他一天的工作：「我從事兒科臨床已經多年，孩子是父母心頭的一塊肉，他們把心頭肉交給我們，是相信我們，如果我們馬馬虎虎，敷衍塞責，豈不負孩子和他們的家長！我當年從醫時，每夜睡眠不過四至五小時，早晨五點起床，盥洗、用早點後，即出診；八時，去醫院參加查房和病例討論，直至中午；午飯通常是不用的，接著就去門診部看門診；傍晚五時，門診結束，緊接著又出診；此時，司機已經在車內預備了一杯咖啡及幾片麵包，權作午餐和晚餐，如果路遠，用畢還能在車內打個小盹；深夜我還要去醫院查病房，一來看看小病人的情況，二來看看值班醫生、護士是否盡職，回到家裏，往往已近午夜。」

有一次，一個名叫李銘中的患兒，患結核性腦膜炎，入院時已神志昏迷，四肢僵直，如同已經死亡一般。他的家屬萬分絕望，所以已經準備好了棺材葬服，但是，高鏡朗卻滿懷信心，仔細研究檢查，積極搶救，終於利用脊椎腔注射空氣的方法，解決了病兒顱底阻塞的主要病變，而使其轉危為安，最後痊癒出院。

還有一次，一個實習醫師將葡萄糖酸鈣劑量用錯而致患兒死亡，當高鏡朗得知後，非常痛心，在檢討會上痛哭流涕，認為這小生命是因為醫療診治不健全而白白犧牲的，他負有很大的責任。

同事們回憶說：「高主任對病兒高度負責關懷。例如，遇到病情比較複雜的病兒，更加關懷，每天早上一到醫院就要問：某某病兒情況如何了，有時，他一到病房就悄悄地先去看那些病兒。他對病兒不但有高度責任心，並能愛護每個病兒如同自己的兒孫一般。如病房的紗窗沒關好，他就對大家說一定要把紗窗關好，不使一隻蚊子進入病房叮咬病兒。每看到病兒把被子踢掉，就替他們蓋好。」

一九五七年，兒科中存在的最大困難，就是結核性腦膜炎的治療問題，這種疾病不但增加了患兒家屬的負擔，同時又大大妨礙了病房周轉率的提高。高鏡朗經過研究，提議建立「結核性腦膜炎門診治療」的制度，不但使以上問題得到了圓滿的解決，同時也對全市結核性腦膜炎患兒無處醫治的嚴重困境提供了合理的解決方法。

醫學是一門與實踐密切聯繫的學科，查房是每一位從醫者必經的過程，高鏡朗對此有著獨特的見解。他認為查房是一個醫生學習知識、印證所得、鍛鍊思維、交流體會的重要方式。如果一個醫生放棄這種重要的實踐，只能是紙上談兵。下級醫師們忘不了高鏡朗對他們的悉心栽培：「在培養下級醫師方面，高主任是認真而熱心的，並很看重培養下級的獨立研究分析的能力。例如，在幫助主治醫師寫作專題論文時，總先啟示寫作方法，然後親自審閱修改。在病例討論會上，他特別鼓勵青年醫師們多發表意見。他常很誠懇地向青年醫師們說：」我年紀已經老了。我所有的技術知識，希望你們儘量來挖掘，我真願意把我的心肺一齊挖給你們！」

中國兒科事業從零起步，在長達六十多年的艱辛歷程中，幾乎每一個步履中都有高鏡朗的身影，他對中國的兒科事業作出了卓越的貢獻。

一九八三年，高鏡朗先生因病仙逝，享年九十一歲。臨終前，這位一生治癒了無數病孩的老人，把家藏書籍、資料全部捐獻給上海市兒科醫學研究所，並捐出積蓄八萬元設立「高鏡朗基金會」，定期獎勵有貢獻的兒科工作者。愛國愛黨愛兒童，學貫中西技精湛，醫德高尚性耿直，剛直不阿胸豁達。高鏡朗，這位中國兒科界的一代宗師，在中國兒科和醫學教育史上矗立了一座令人仰止的豐碑。

（施敏）

湘雅風骨　名醫良師

——記原上海市第一人民醫院外科主任任廷桂

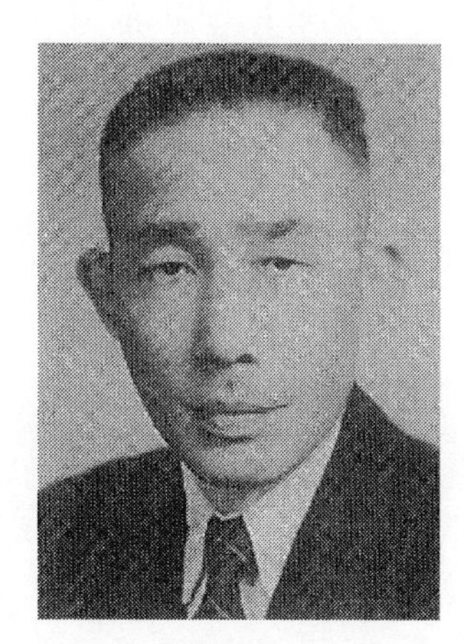

任廷桂

任廷桂（1894-1966），祖籍江蘇南京。早年靠半工半讀，於南京匯文書院（金陵大學前身）完成中學及醫學預科學業，升入醫學本科。一九一七年轉入湖南湘雅醫學專門學校，成為湘雅第一屆學生。一九二一年畢業，獲醫學博士學位，當年即留校供職於該校附屬醫院。一九二四年由同窗應元岳推薦出任嘉興福康醫院外科主任。一九二七年應顏福慶、樂文照之邀參與籌建第四中山大學醫學院（上海醫學院前身）並任教職。一九三〇年被顏福慶校長派往英國利物浦大學醫學院研修矯形外科，一年後回國繼續執教。一九四九年起擔任上海公濟醫院（上海市第一人民醫院前身）外科主任。是該院外科的奠基人和開拓者，先後創建了骨科、整形外科、胸外科和神經外科等專科，並親手制訂了專科工作制度和診療常規。任廷桂通曉外科學，尤精骨科，在普外、胸外方面也有較深造詣。早在二十世紀三〇年代就探索骨、關節結核性冷膿瘍外科治療，是國內首先開展骶髂關節、髖關節結核病灶清除術的學者之一。二十世紀五〇年代領導上海市肝臟外科協作組的課題研究和學術活動。一九五六年，出任上海市體外迴圈研究協作組組長，為完成上海型人工心肺機的試制任務作出重要貢獻。建國後，歷任上海市衛生局外科顧問，上海市第一人民醫院外科主任，中華醫學會上海分會外科學會理事長，上海市第二、三、四、五屆人大代表。

勤奮求學鑄成名醫風範

任廷桂自幼家境貧寒，早年靠半工半讀於南京匯文書院（金陵大學前身）完成中學及醫學預科學業，升入醫學本科。一九一七年轉入湖南湘雅醫學專門學校學習，成為湘雅第一屆學生。當時同班共有十人，包括中國著名的內科學家張孝騫教授、肺科專家吳紹青教授、兒科專家高鏡朗教授、微生物學家湯飛凡教授等人在內都是他的同窗好友。

經過五年的艱苦學習，首批十名學生的畢業答辯在教學樓會議室正式進行。按照湘雅醫學專門學校專家教授們組成的答辯委員會要求，學生們逐一完成了各項程序，加上學校對五年醫本科各科成績的統計匯總，任廷桂與同班同學張孝騫、蕭元定、應元岳、徐維達、高鏡朗、彭治樸、湯飛凡、吳紹青等十位同學通過了論文答辯。

一九二一年六月十八日，對任廷桂與同班同學們而言，是一個難以忘懷的日子。這天湘雅醫學專門學校聯合雅禮大學，在雅禮大學禮堂為他們十人和湘雅護校第五屆畢業生同時舉行了畢業式。任廷桂以優秀成績畢業，獲美國康涅狄格州政府授予的醫學博士學位，當年即留校供職於該校附屬醫院，一九二四年由同窗摯友應元岳推薦出任嘉興福康醫院外科主任。

一九二七年，中國時局混亂，許多外國人辦的醫學院校紛紛停辦，很多學生輟學。具有民族自尊感的顏福慶、樂文照、高鏡朗、趙運文等醫學界人士，決心創辦一所由中國人自辦自教的醫學院。當時，正值第四中山大學成立，內設農學、工學、醫學、教學、文學、理學、商學和法學等八個學院。經過顏福慶、樂文照等醫學界人士幾番爭取，國民政府終於同意將醫學院設在上海。一九二七年七月，開始籌備，院長職務由樂文照代理，任廷桂參與負責具體籌建。

經過各方努力，上海醫學院於同年九月開學，開設解剖學、生理學、生物化學、細菌學、病理學、藥理學六科，第二年起陸續增設內外各科臨床學科。任廷桂與高鏡朗、蔡翹、谷鏡研等知名醫學專家一起，成為第一批授課老師。一九二八年七月，學校與中國紅十字會商定合作關係，接辦中國紅十字會設在上海的中國紅十字會總醫院（今華山醫院）作為實習醫院。任廷桂和同事們一起，經過兩年的艱苦創業辦學，不僅建立了包括理論教學、臨床實習、後勤管理等各種常規制度，還開設分科門診。截至一九三〇年，中國紅十字會總醫院門診人數增加到四萬人次左右，病床增至二百〇一張，成為上海醫學院主要臨床實習基地。

為了實現中國人」自辦自教的醫學院「的理想，任廷桂從上海醫學院開辦之時起，就主動關閉了自己的私人診所，在學校專心執教。由於他認真教學，刻苦鑽研，勤儉創業，成為了學生的表率。上海醫學院開始形成嚴謹治學的優良校風，學校充滿生機。

一九三〇年，任廷桂由顏福慶校長派往英國利物浦大學醫學院研修矯形外科，第二年學成回國，繼續執教於上海醫學院。一九三八年辭去教職，開業行醫。自抗日戰爭勝利起，先後由國民黨上海市政府和上海市人民政府聘為市衛生局外科顧問，前後歷時二十年。

任廷桂是中國外科的早期奠基人之一，在外科各學術和臨床醫療領域上均有很高的造詣和建樹。一九三七年，中華醫學會成立骨科學組，任廷桂是六名成員之一，這個學組為中國骨科的興起奠定了基礎。二十世紀三〇年代，任廷桂和李鴻儒共同創建了華山醫院骨科，成為中國骨科創始人之一，至今華山醫院骨科已成為國家重點學科。一九四九年，華山醫院骨科床位有十餘張，已在全國外科醫學界有重要影響。任廷桂成為一代極有影響的醫學名家。

言傳身教潛心學科建設

任廷桂通曉外科學，在普外、胸外方面也有很深造詣，尤精骨科。早在二十世紀三〇年代，任廷桂就潛心於骨、關節結核性冷膿瘍外科治療的探索，是國內首先開展骶髂關節、髖關節結核病灶清除術的先驅學者之一。聖約翰大學醫學院、震旦大學醫學院、同濟醫學院、北京大學醫學院、四川華西大學醫學院、湖南湘雅醫學院、山東齊魯大學醫學院等在二十世紀三〇年代前後都成立了骨科，期間都得到過任廷桂的悉心指導和幫助。

二十世紀二〇至四〇年代，中國第一批普通外科、骨科學先驅者們進行了中國近代普通外科學和骨科學的開拓工作。一九三四年，當時還在國立醫學院任職的任廷桂就在《中華醫學雜誌》上發表了〈急性闌尾炎之治療〉的論文。同年，他還報告了一例巨結腸病例。一九三七年起，牛惠生、胡蘭生、葉衍慶、孟繼懋、任廷桂和富文壽等六位教授，為骨科在中國發展成為獨立專科奠定了基礎。

一九四九年，任廷桂受上海軍管會的聘請，擔任公濟醫院（現上海市第一人民醫院）外科主任，籌建外科，成為醫院外科從一級學科向二級學科建設發展的奠基人和開拓者。

任廷桂擔任上海市第一人民醫院外科主任期間，言傳身教，潛心研究外科臨床醫學發展趨勢，制定出詳盡的學科建設發展規劃。在加強普外科建設的同時進行專業分工，先後創建了骨科、整形外科、胸外科和神經外科等專科，並親手制訂了專科工作制度和診療常規。為使外科二級分科後能培養出適應學科發展的合格、優秀醫生，他言傳身教、親自示範。他提出了」三三制「的培訓方法，即：所有外科醫師凡要獨立開展一項新的手術，必須在手術室觀摩三次手術，做三次助手，在上級醫師指導下做三次主刀，才能獨立開刀。凡經過「三三制」培訓的醫生，無一不被任廷桂所制訂的嚴格訓練體制所折服。經過多年積累，「三三制」這一科學規範的體制，培訓出了一批又一批外科技術骨幹。

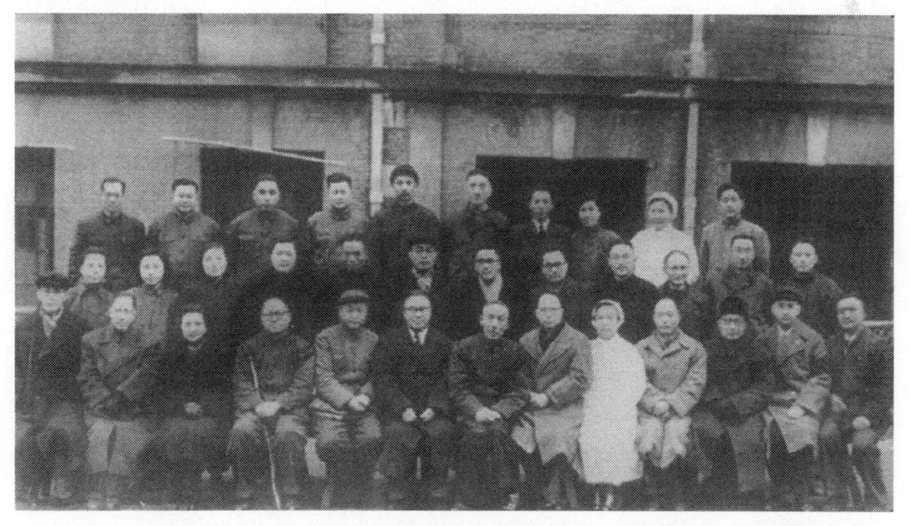

二十世紀五〇年代，任廷桂等醫院領導與部分科室負責人及醫師

言傳身教，潛心學科建設是任廷桂教授一生追求，即便年事已高，仍然不顧自己體弱，堅持親自做手術示教，悉心幫教年輕醫生。至今上海市第一人民醫院的骨科醫生們仍然懷念著任廷桂，感謝他擔任主任時期的教誨，也感謝他為上海骨科技術水準迅速提高、培養輸送大批骨幹人才所付出的艱辛。

上海市第一人民醫院原地處虹口區蘇州河乍浦路橋北側，為使外科醫生們能共同提高學術和臨床技術，在任廷桂宣導下，建立了名為「橋北讀書會」的學術社團，吸收虹口、閘北、黃浦、楊浦等區兄弟醫院外科同行，定期開展學術討論，交流工作經驗，在當時的外科學界有很大的影響。

早在二十世紀四〇年代，任廷桂就率先在國內開展了心臟直視手術，五〇年代領導開展了上海市肝臟外科協作組的課題研究和學術活動。五〇年代後期，當時擔任上海市第一人民醫院外科主任的任廷桂，帶領普外科開展肝臟手術研究，在突破肝臟手術禁區成功進行肝臟部分切除等方面，傾注了大量心血。一九五六年，市衛生局特邀任廷桂出任上海市體外迴圈研究協作組組長，在規劃的制訂與實施、科研力量的協調和技術難點的解決等方面，做了大量卓有成效的組織工作，並參與臨床實踐和技術指導，如期完成上海型人工心肺機試制任務。二十世紀五〇年代，他參與和領導上海市肝臟外科協作組的課題研究和學術活動。六〇年代初，他指導上海市第一人民醫院內外科與上海繼電器廠協作，研製成功經皮式心臟起搏器並應用於臨床。著有《鏈球菌感染》、《臂神經麻醉學》、《外科讀書文集》等。撰有〈甲狀腺機能亢進的外科治療〉、〈胃及十二指腸潰瘍大出血的急症手術處理〉、〈逆行主動脈造影術〉、〈胸腰椎脫臼合併截癱的治療〉等論文。

學以致用始終病人第一

任廷桂一生堅貞愛國，始終視病人為第一。多年後，任廷桂曾回憶道，他一生的行醫準則，深受孫中山先生教誨的影響。一九二五年六月，湘雅醫學專門學校發行了校慶十週年紀念號特刊《湘雅》第二期，該期的扉頁上刊發了孫中山先生為湘雅醫科大學第五屆學生題贈的勉詞：「學成致用。」那是一九二四年十月，孫中山應馮玉祥邀請，

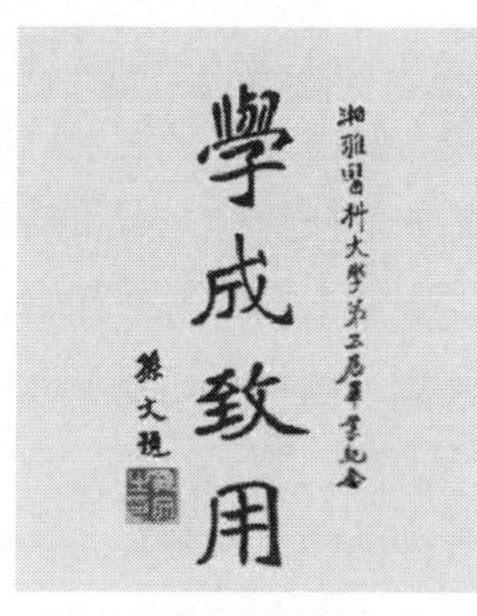

孫中山先生的絕筆「學成致用」，贈湘雅醫科大學第五屆畢業生題詞

北上商談國事時所題。十一月十三日，孫中山從廣州動身，途經香港、上海、日本等地，於十二月四日到達天津。十二月七日孫中山肝病發作，在津滯留二十餘日，十二月三十一日才抵達目的地北京。三周後，孫中山病情加劇，不能進食，於一九二五年一月二十六日緊急入協和醫院就診，當天即採取手術治療，復經鐳錠放射治療。孫中山先生在協和住院期間，恰逢湘雅醫科大學李振翩等學生在協和做臨床畢業實習。孫中山精神稍好時，欣然應學生之請題寫了「學成致用——雅醫科大學第五屆畢業紀念」的題詞。一九二五年三月十二日，偉大的革命先行者孫中山先生辭世，這幅題詞是孫中山先生的絕筆。

任廷桂作為湘雅第一屆畢業生，以及以後各屆畢業的湘雅學子，牢記孫中山先生「學成致用」的教誨，不負偉人的臨終勉勵，堅守醫學崗位，努力服務社會，為人類社會的醫學事業作出了傑出貢獻。如中國現代醫學科學家、醫學教育家、著名的胃腸病學專家、中科院學部委員（院士）張孝騫，中國現代醫學科學家、世界著名的微生物學家、病毒學家、中科院學部委員會委員、開創微生物領域一個獨立研究學科、分離沙眼衣原體、獲世界沙眼防治組織金質獎章的湯飛凡，世界著名的病毒學家、脊髓灰質炎病毒研究者李振翩，國內著名的熱帶病學專家應元岳，肺病學專家吳紹青，兒科學專家高鏡朗，中國首批國際外科學會會員之一、曾代理過湘雅醫學院院長、著名外科學家蕭元定，他們都是湘雅醫科大學一九二一至一九二五年的畢業生，和任廷桂一樣，都是湘雅醫學畢業生中的精英代表，也是中國醫學事業發展的先驅。

一九四九年前，中醫、西醫之間有條鴻溝，中醫間也有門戶之見，甚者互相詆毀，這是由於當時社會歷史條件所造成，是可以理解的。但任廷桂一直認為，這種陋習不利於病人，應當摒棄。

滬上名中醫顧筱岩先生（一八九二至一八九六年，以活疔瘡、愈乳癰、瘍科譽滿滬上。與當時傷科名醫石筱山、婦科名醫陳筱寶並稱「上海三筱」）回憶：「常與當時名西醫牛惠霖、任廷桂等一起會診，我聽他說、他聽我說，在會診時雙方坦率交換意見，交流經驗，一切從病人出發，決無派別門戶之見。」顧筱岩先生的後輩也回憶說，也許是受名西醫牛惠霖、任廷桂的影響，顧筱岩先生他對中醫同道也是如此，在醫療方法上，他從不墨守成規。中醫外科藥膏，歷來採用蜂蜜，麻油等調拌，但他採西醫之長，也用西醫凡士林、橄欖油調藥膏，既乾淨又方便。他們偶然談到西醫胰島素時，顧先生開始注意到糖尿病與某些外科疾病的關係，他就囑咐有些病人要吃豬的胰臟。後來，顧先生有一次說，這與用豬胰臟治病同一道理，可見中西醫大師們在臨床上早已應用中西醫結合治療疾病了。由於他們醫德崇高，所以直到晚年都是互相尊敬。這些回憶，從一個側面佐證了任廷桂虛懷若谷的治學態度和兼收並蓄的科研精神。

在宋慶齡眾多合影照片中，有一張「一二八」淞滬抗日戰爭期間她和楊杏佛、南洋廣義童子軍戰地服務團在國民傷兵醫院門前的合影，這張照片是在當時稱為國立交通大學教學樓前拍攝的。當時，日軍炮擊寶山路商務印書館東方圖書館引起大火燃燒，紙片飛揚上空歷久不散。日軍多次挑釁後，十九路軍將士激於義憤，起而抗擊。由於國民黨政府抱定不抵抗主義，袖手旁觀不予支持，傷兵的急救和治療就全部依賴於租界內的幾家醫院騰出床位來解決。但是，租界與戰區隔離，傷兵無法抵達醫院，床位有限難以大量容納。於是宋慶齡等人及時發起設立國民傷兵醫院，借國立交通大學一樓宿舍作國民傷兵醫院。這樣，傷兵可以從華界送進醫院，醫師、護士和設備器材以及各界人士捐獻的慰勞品均能從租界進入醫院。在當時的緊急形勢下，任廷桂和上海各大醫院的著名醫師如吳旭丹、富文壽等都自願趕往醫院，為受傷士兵提供治療服務。輕傷的士兵經過治療後，沒過幾天又上戰場去殺敵。由於不斷有新的傷兵送來，所以三百多張床位是常滿的，治療工作的強度和壓力都很大。

任廷桂當時擔任上海醫學院組織的第四救護隊隊長，隊員有藍頤、王霖生、陳化東、朱景霞、方侃、張昌紹、戴天祐以及其它大學的學生，還包括兩名外國教師和一位婦產科醫師。第四救護隊設在真如暨南大學，隊員夜以繼日地處理火線上撤下來的傷號，進行消毒、手術、包紮等工作，輕傷暫留治療，重傷送往後方。站裏常有記者和慰問團體來訪，不管救護隊怎樣解釋，救護站不缺吃穿，慰問團體還是用大卡車裝滿麵包、蛋糕、餅乾、罐裝菜肴和棉襖、棉褲、棉鞋、毛巾等，把一間大教室堆得滿滿的。前線受傷的將士們的表現非常堅強，傷勢較輕的戰士紛紛要求重返前線，甚至那些傷勢並不輕的也裝出若無其事的樣子，要求回到戰場去。有些戰士因傷重必須轉送後方治療，但硬是不肯上車，他們覺得留在救護站，離火線近一些，還有機會重返前線，送到後方，就沒有打敵人的機會了。但是不久日軍增援部隊在瀏河地區登陸，威脅十九路軍側翼。十九路軍因得不到兵員、武器、糧食接濟，不得不撤離淞滬戰場。收到緊急撤退通知後，任廷桂帶領大家開始行動。軍部為救護站留下最後一次列車，任廷桂率領第四救護隊迅速背著一百多個傷患和代管的武器上車，離開真如，向蘇州方向開去。車到崑山時，遭到日軍飛機的轟炸、掃射，幸而沒有遭受重大傷亡，安全到達目的地。

為了使這些來自廣東、聽不懂上海話的傷病員不感到寂寞，任廷桂派救護隊員特地買了不少哥倫比亞牌的美制唱機和粵曲唱片如《小桃紅》、《祭鱷魚文》等，讓他們欣賞家鄉樂曲。隨著日軍在瀏河登陸，戰事急轉直下，抗日部隊撤離上海，國民傷兵醫院經過幾個月的救死扶傷，完成了歷史使命而宣告結束。但十九路軍將士對傷兵們在這裏受到的關心和治療卻常記心頭，對任廷桂等眾多名醫積極參與救療傷兵尤表感激。

一九三七年，抗日戰爭開始後，任廷桂不願為日本人和偽政權服務，自辦診所，為百姓治病。直到一九四九年，任廷桂已經五十六歲，黨和政府愛護人才，由上海市衛生局出面，聘請他擔任上海市衛生局外科總顧問和上海市第一人民醫院外科主任。

一九六八年八月一日，任廷桂溘然離世，享年七十二歲。「文革」結束後，組織上為任廷桂平反時的評語，正是任廷桂一生的寫照——任廷桂同志熱愛中國，熱愛社會主義，擁護黨的領導，熱愛醫療衛生事業，對外科專業具有豐富的知識和經驗，工作一貫認真負責，全心全意為人民服務，數十年來，為發展和提高中國醫學事業作出積極貢獻。

（陳敏生、婁佳寧、林建）

中國第一所國立醫科大學的創始人

——記原上海市第一人民醫院內科主任樂文照教授

樂文照（1896-1979），祖籍浙江鎮海。一九一四年進入上海哈佛醫校，一九一六年以優等生身份由校方選送美國哈佛大學醫學院繼續學業，一九二〇年獲醫學博士學位。一九二一年回國，受聘於北京協和醫院，先任外科醫師，不久改任內科醫師。一九二二年來滬開業並在上海時疫醫院兼職。一九二三年起在上海聖約翰大學醫學院任講師、副教授，執教組織學和生理學。一九二七年發起籌建第四中山大學醫學院（上海醫學院前身），任代理院長兼教授及中國紅十字會總醫院（今華山醫院）副院長、內科主任。一九四五年，樂文照出任上海中美醫院內科主任、醫務主任。一九四六年邀八位同仁開辦聯合診所。一九四九年奉調任公濟醫院（上海市第一人民醫院前身）內科主任，並聘為上海市衛生局內科顧問，任這兩個職務三十餘年。樂文照在上海市第一人民醫院創辦「讀書會」及病例討論會，享譽上海醫學界。傾其畢生所著《水、電解質平衡與臨床》是中國最早的一本涉及此基本理論的專業著述。曾擔任中華醫學會上海分會內科學會理事長，一九五六年被評為上海市勞動模範。曾任上海市第二、三、四、五屆政協委員。樂文照是中

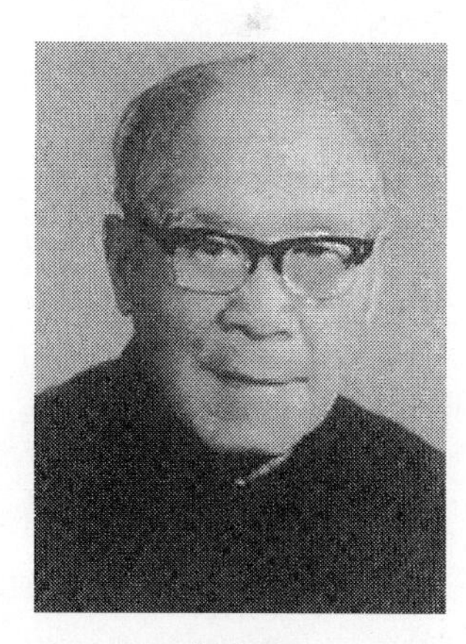

樂文照

國西醫界泰斗、著名內科專家，也是中國第一所國立醫科大學——上海醫學院的創始人之一。他在半個多世紀的行醫和教學生涯中，為社會培養了大批優秀醫學人才，被上海醫學界奉為內科學的奠基人。

哈佛深造終成大器

樂文照出生於浙江鎮海一個商人之家，因為是家中最小的孩子，且又趕上西風漸入的時期，雖然家道傳統，但從小被送入西式學堂接受教育。他天資聰穎，記憶力極強，再加刻苦用功，從小學到中學成績都名列前茅。在上海南洋中學讀高中時，因成績優異，從高一直接跳到高三，並獲得全校最高獎賞。

一九一三年，十七歲的樂文照高中畢業，年輕的心嚮往走向家庭之外的更廣闊天地，所以他特地選了北京大學專攻地質學。青春狂熱過後，他發現自己對醫學的愛好更甚於地質。一年後他回到上海，考進由洛克菲勒基金團資助的上海哈佛醫學院。該學院的課程均照美國哈佛學 院的課程運行，全部用英文講授，淘汰率極高，一年後同班幾乎有一半學生被淘汰。

一九一六年，洛氏基金團因故停止對該學院資助，哈佛醫學院決定結束上海分院，將學校開到北京去，這就是聞名全國的北京協和醫學院。哈佛醫學院停辦了，但仍在每一年級中篩選一位成績優秀的學生，資助他們去美國哈佛大學深造。樂文照因成績優良，與另外六位同學一起被派赴哈佛，享受獎學金待遇。後來，這七位原哈佛醫學博士全部學成歸來，成為上海近代醫學界泰斗級人物。

在歐美，需先讀完一個學位才可攻讀醫科，即為凡讀醫科必先有研究生資格才能報考。樂文照進哈佛大學一年後，因成績超優，被批准直升哈佛醫學院二年級。在哈佛就學期間，因洛氏基金只提供學費和膳宿，樂文照就在課餘做電話生賺取生活費。一九二〇年，他獲得醫學博士學位，婉拒了美國聖路易彭氏醫院的聘請，執意於一九二一年夏季回國，受聘於北京協和醫院任內科住院醫師，不久又升為協和醫院住院總醫師。

當時中國黑熱病肆虐華北地區，樂文照率先推廣用脾穿刺法確定診斷。此診斷法後在醫學上廣為引用，稱為「樂氏操做法」。一九二二年，樂文照回到上海，自己設立診所開業行醫，並在上海時疫醫院（傳染病醫院）任兼職醫師。因醫術高明，聖約翰大學醫學院聘請他任教生化學和細胞組織學。

作為哈佛醫科專才，樂文照完全可以輕輕鬆鬆過上養尊處優的生活，但他首先想到的是將所學為平民服務。回上海不久，適逢河南開封一帶霍亂流行，樂文照自願報名隨軍深入疫區。舊中國窮困偏遠地區醫療條件很差，設備簡陋，臨時搭建的衛生站內滿地都是病人排泄物和嘔吐物，蒼蠅成群，極易被傳染。樂文照滿懷救死扶傷之心，深入現場，救治病人。那時抗生素尚未發明，霍亂無特效藥，病人因脫水，死亡率極高。樂文照自製生理鹽水為病人靜脈注射補液，救活了大批患者，此後這一方法廣為應用。

樂文照傾心醫學、滿懷救死扶傷之心，一切為病人著想，言傳身教對他的後輩也產生很大影響。中國現代耳外科開創者、為萬千聾者「啟聰」的國產人造耳蝸發明者，中國科學院院士王正敏教授踏上醫學之路，就是與樂文照有關。樂文照是王正敏的舅父。多年後，王正敏回憶，自己高中時因為理科成績十分優秀，學校打算把他推薦到南京大學攻讀天文物理，但在當時已是醫界名流的舅父影響下，他最終還是在志願表上填寫了「上海醫學院」，此後的半個多世紀，醫學成為他生活的全部。

創辦國醫潛心教學

中國早期的醫學院校大多為外國教會所辦。一九二七年，當時中國時局混亂，許多外國人辦的醫學院校紛紛停辦，很多學生輟學。具有民族自尊感的顏福慶、樂文照、高鏡朗、趙運文等醫學界人士，決心創辦一所由中國人自辦自教、為中國人服務的醫學院。

一九二七年，樂文照辭去待遇優厚的副教授之職，與志同道合之士積極籌備創辦醫學院之事。他的建議得到牛惠生教授（宋慶齡的表親家）、俞鳳賓教授、謝應瑞教授、宋悟生教授（中國銀行總裁宋漢章的侄子）四位當時海上名醫的支持，由樂文照執筆，於一九二七年夏呈文至江蘇省教育廳，要求在上海創辦一所中國人自己辦的國立醫學院。

當時中央大學正在醞釀增設院校，因一直物色不到既有專才又能吃苦的理想人選。正好樂文照一行上呈辦醫學院，江蘇省教育廳就批准在上海設立國立醫學院，初時命名為中央大學醫學院，院址選在吳淞鎮原中央政治學校校舍。由於顏福慶教授尚在協和醫學院的任內，院長職務由三十歲的樂文照出任，具體籌建工作由樂文照、高鏡朗、任廷桂等負責，但一些主要工作如經費預算、教師延聘等則由顏福慶親自來滬籌畫。

醫學院誕生之初只有兩個班級、八位教師，都是滬上赫赫有名的醫藥專才，如內科專家高鏡朗教授，還有任廷桂教授、蔡翹教授、谷鏡研教授等。學制為七年，包括預科二年。開辦時設解剖學、生理學、生物化學、細菌學、病理學、藥理學六科。第二年起，陸續設臨床各學科。

一九二八年秋，顏福慶教授來滬上任，樂文照任副院長，併兼內科教授。兩人合作默契，成一世莫逆之交。顏福慶從事行政方面工作，主要著力醫院基建籌款，樂文照主持採購醫療儀器。兩人勤儉辦院，為醫院積累下大筆資金，到一九三六年已可將校舍擴建並建立自己的附屬醫院——中山醫院。

不久，醫學院再聘請各路專才任教，師資隊伍可謂集海上西醫翹楚，很快聲名在外，成為不少莘莘學子嚮往的高等學府，為社會培養出一批批優秀的醫學人才。到一九二九年十月，專任教師隊伍中又增加了朱恒璧教授、富文壽教授等知名專家。他們認真教學、刻苦鑽研、勤儉創業，成為學生表率，開始形成嚴謹治學的優良校風，學校充滿生機。

按世界醫科大學慣例，三年級學生必需接觸臨床各科，以使課本與實踐相結合。因此，擁有一所附屬醫院是相當必需的。經學校與中國紅十字會商量，同意由中央醫學院接辦該會在海格路（今華山路）的紅十字會總醫院（今華山醫院），以此作為醫學院的臨床實習主要基地，樂文照本人親任該院內科主任。醫院病床一百二十張，年門診約二萬人次，附設護士學校一所。經兩年時間整頓，建立各種常規制度，開設分科門診，門診人數增加一倍，病床增至二百零一張，成為醫學院主要臨床實習基地。

為了潛心發展醫學院，樂文照率先關閉了自己的私人診所，全心投入醫學院工作。在他的影響下，大家紛紛放棄私人開業，專心從事教學。醫學院學生也崇尚埋頭業務，不追逐名利的良好學風。

孤島守節捨命盡職

一九三七年七月七日抗日戰爭爆發，同年八月十三日戰火蔓延到上海。學校師生員工同仇敵愾，積極參加前線救護和傷兵醫院工作。

楓林橋護士宿舍（今平江路宿舍）為傷兵分發站，中國紅十字會第一醫院為特約醫院，中山醫院為第六救護醫院。三個月後上海淪陷，學院新校舍和中山、澄衷兩醫院均為日軍占駐，十載創業，喪失殆盡。一九三八年，顏福慶被調到重慶出任衛生署署長。於是，學校的重擔就全部落在樂文照身上。

一九三九年夏，部分教職工、六年級部分學生以及三、四、五年級的全部學生，經越南海防轉赴昆明，與國立中正醫學院合作，於昆明郊區白龍潭進行聯合教學。學校被分為了兩個部分，一、二年級及藥科學生仍留上海堅持學習。上海部分由樂文照負責，讀完二年級再安排內遷。當時上海的租界尚未被日軍侵佔，成為淪陷區中的「孤島」，因此留滬教師租借地處愛文義路（今北京西路）的一幢小樓辦公，與交通大學、上海商學院、上海音樂學院留滬師生合借南京路慈淑大樓上課。

戰爭時期，醫學院經濟來源貧乏，因院方發的工資太低，許多教師為生計所迫都辭職了。樂文照一人要頂數職，按他的業務和名氣，完全可以辭職自行開業，但他仍堅守在醫學院，他捨不得離開這個自己一手撫養大的中國人自己辦的第一所醫學院。

整個上海淪陷期間，上海紅十字會醫院是上海唯一一家既未被日方接管，又無敵偽派駐的大醫院。鐵蹄下的生活艱難又充滿危險，醫院收治的病人中常有地下抗日人士，日偽警察局三令五申上海各醫院，但凡有槍傷、刀傷或其它外傷病人來院就診，必須立刻報告警察局。但院方每每遇到此類病人，總是佯裝不知，嚴格按治療常規對症醫治。在院長們默許的鼓勵下，員工們冒著生命危險為抗日盡一份力量。當時有兩位「上醫」畢業生，外科吳之理和小兒科章鐵芬，都是在一九三八年加入共產黨，後來加入了新四軍。

一九四〇年，吳之理、章鐵芬從老區秘密回到上海醫學院進修，樂文照主持的紅十字會醫院就聘請他們為住院醫生，並經常幫助他們為新四軍購買藥品。有一次，醫院來了個病人，敵偽派人暗示樂文照要將這個病人治死。樂文照聽了勃然大怒，當面斥責：「醫生的職責就是將病人醫好，沒有聽說過要將病人治死，這是喪盡天良。」直到一九四九年初，于伶同志親自登門向樂文照表示感謝，樂文照才知這位病人是中共地下黨員。

樂文照反覆教導他的學生，在醫院，只有醫生和病人兩種身份。哪怕是罪犯，有病也要盡力醫治，挽救他的生命，罪犯的罪行自有司法部門來判定。他主張醫患關係一定要簡化為只有「醫生」和「病人」。如果要想到他是某人的上司或親屬，將關係複雜化，這不利於醫生下診斷和制定最合理的治療方案。

一九四三年，日海軍部派人來到紅十字會醫院，強行索要醫院的鐳錠。鐳錠是癌症的剋星，當時上海只有兩所醫院有鐳錠，一是鐳錠醫院（今復旦大學附屬腫瘤醫院），還有一所有鐳錠的醫院就是紅十字會醫院。

當時日本海軍為潛水艇軍事需要，強要索取上海醫院用以治療的鐳錠。之前，他們已去過上海鐳錠醫院，院長湯於瀚因拒不交出鐳錠而被日寇逮捕，被上刑受盡折磨。此番日寇又來到紅十字會醫院威逼，樂文照對副院長王霖生說：「無論如何不能交出鐳錠，哪怕將他抓進大牢也不能給。」日寇遭到拒絕，當然不肯甘休，轉而以金錢引誘，願以美金高價購買。樂文照堅持這是救命之用，醫院不能一天無此物。日寇惱羞成怒，揚言要醫院慎重考慮，否則後果自負。樂文照說：「大不了一條命沒有。」他是鐵了心不妥協。幸好，因該院已在汪偽政府登了記，日本人沒有再來找他們麻煩。

在戰爭時期，樂文照與他的同事們，都是斯文孱弱的書生，卻用生命保護著自己的醫院，令紅十字醫院成為上海唯一未被日寇佔領的大醫院，一應財產資金也未落入日本人手中。為保全學校和醫院財產，校方堅持在一九四二年秋季招收新生，連續招收一九四八、一九四九、一九五〇三屆學生。在此期間，樂文照擔任院長，堅持教學育人，讓莘莘學子仍有書可讀，為社會造就了許多醫學專才，直至抗戰勝利。

大醫精誠名師風範

樂文照精通內科學，對心血管、消化道、內分泌代謝、腎臟病等積有豐富的臨床經驗。一九二四年發表的〈胰島素治療糖尿病的近代學說〉，一九三八年發表的〈近世傳染病學的進展〉，均有很高學術價值。

樂文照一生救治病人無數，包括當時許多的達官貴人，其中不乏傳奇事例：據一九三五年二月一日《中央日報》報導，曾任浙江省高官的魯滌平，兩次患腦血栓，都是經過當時任職上海紅十字會醫院的樂文照治療後痊癒的。另一位就是張元濟（1867-1959），直至他逝世前仍然十分清晰地記得當年樂文照救治一事。張元濟，號菊生，浙江海鹽人，一八九二年參加科舉考試，中進士，入翰林院任庶起士，後在總理事務衙門任章京。青年時期，他是個維新派人物，曾參加康有為等人發起的戊戌變法。失敗後，受到「革職永不敘用」的處分。一八九八年底，他到上海，任南洋公學譯書院院長。一九四九年十二月二十五日，商務印書館召開工會成立大會，張元濟應邀參加，在致詞時，突然摔倒，眾人即刻把他送入中美醫院（今鳳陽路長征醫院）搶救，病勢極凶。其子張樹年趕到中美醫院，見張元濟病情不樂觀，堅持應遷出中美醫院，改請樂文照治療。於是立即趕到靜安別墅的樂文照家中。在聽完家人對張元濟起病經過的敘述，樂文照當即表示願意一試。隨即一同趕往中美醫院，並診斷為腦血栓病。翌日，張元濟被遷到離家較近位於延慶路的劍橋醫院。經樂文照精心醫治，病情漸見好轉，一九五〇年五月出院回家，儘管左側癱瘓已無法恢復，但可在病榻上依借特製床桌看書寫字，直至一九五九年八月十四日逝世。

軍管會專程上門聘請樂文照出任公濟醫院副院長，即現上海市第一人民醫院，但樂文照婉拒了副院長之職，提出擔任內科主任一職，以便專心於醫療業務，發揮自己的內科特長，為人民服務。公濟醫院創建於一八六四年。一八六三年由法國駐滬領事委託天主教江南教會籌備，籌資白銀五萬兩，租用外灘洋涇浜附近科爾貝爾路（今中山東二路二十二號新永安路口）樓房作院舍，一八六四年三月一日正式開張，定名「Shanghai General Hospital」，當時開設病房十七間，床位三十五張，專供外國人治病。直到一八七八年，隨著租界的擴大，醫院遷入乍浦路橋堍公共租界北蘇州路一百九十號新造醫院，當時開放床位二百七十張。一九二〇年，公濟醫院又增建病房大樓。一九四五年八月抗戰勝利後，公濟醫院整頓院務、發展業務，聘了一大批當時著名醫生出任各部主任。一九四七年春，門診樓竣工開業。一九四九年五月，六月三日解放軍代表接管醫院。加強黨的領導，整頓思想，發展業務，公濟醫院回到了人民的手中。一九五三年元旦，經上海市政府批准，公濟醫院正式改名為上海市立第一人民醫院，當時已經是國內非常著名的綜合性醫院。

樂文照到任上海市第一人民醫院後，就先著手對內科進行了整頓，從最基本也最容易忽略的細節抓起，從而建立起一整套嚴謹的規章。他工作作風極嚴謹，發現不妥，當場「現開銷」。因為他本身極具權威性，且自己身體力行，故而下屬也心服口服。多年之後，當年的年輕醫師已成上海醫界精英，如一九五二年畢業的聖約翰大學末代醫科生巫協寧教授，還有顏和昌教授、胡遠峰教授等，他們都十分懷念當年聆聽樂文照教誨的歲月。

當時樂文照的職務是內科主任，但他認為「醫」與「療」是分不開的，因此他同時花相當精力在看似與內科毫不相干的血庫、化驗室、營養室甚至圖書館的管理上。他對醫務人員不斷敲警鐘： 要憑良心做事，切不可從中謀私利。

樂文照擔任內科主任期間，根據臨床醫學發展趨勢，挑選一批基礎紮實，有一定臨床經驗的中、青年業務骨幹跟隨滬上知名專家學習鑽研業務，或親自帶教，竭盡全力把他們培養成為醫院內科分支學科專業人才，在普內科基礎上逐步建立起心血管、消化道、內分泌、血液病和神經內科等專業組，為後來內科各專科的建立奠定了基礎。他十分強調病史規範化書寫和三級查房，親手建立了整套內科領域診療常規和工作制度。

一九四九年初期，樂文照結合臨床開展口服藥代替胰島素治療糖尿病、免疫製劑治療腎病綜合徵、敗血症休克的診斷與治療、潰瘍病的病因、血吸蟲病、高血壓、腦血管意外、風濕性心臟病等多方面的研究，並發表論著。其中〈肝臟活體組織穿刺術對於晚期日本吸血蟲病診斷上之價值〉在國內首先提出肝穿刺活檢診斷血吸蟲性肝硬化，〈高血壓病七百一十三例死亡原因分析〉較早提出腦出血是國內高血壓患者的主要死因。二十世紀三〇年代即致力於水電解質平衡研究，造詣頗深，獨具見解，並於二十世紀五〇年代中期自編講義舉辦講座，引起內外科學者的重視。

師從於樂文照的胡維勤教授，曾在中南海從事領導幹部保健工作長達二十五年，先後擔任過朱德和華國鋒的專職保健醫生，受命參加谷牧、姚依林、李先念、李富春、胡耀邦等同志的會診、搶救、看護、保健工作。胡維勤至今仍然念念不忘自己在二十世紀師從著名內科教授樂文照時的一件件往事。胡維勤一九六一年從上海第二醫學院醫療系畢業，分配到上海市第一人民醫院後，成為樂文照的助手。在樂文照悉心教授下，在心血管、消化道、內分泌代謝、腎臟病等疾病的臨床診治方面打下了堅實的基礎。尤其是如何行醫做人受益頗深，以致後來從事黨和國家領導人的醫療保健工作多有建樹。

樂文照的學生們至今仍會提起的，就是享譽全市的、由樂文照當年創建的讀書會和病例討論會。一般醫師容易滿足於臨床的診斷和處理，忽略基礎理論知識的進修提高，樂文照在上海市第一人民醫院創辦了讀書會及病例討論會。每周的讀書會預先指定題目，他均親臨指導。很快，上海市第一人民醫院的讀書會聲名在外，早已超出本院範圍，約有二十五個兄弟醫院參加，每次人數達一百六十人左右，在上海頗有影響，前後持續有十餘年。

樂文照集二十餘年醫學院教學經驗和臨床經驗，發現不少病人並非死於原發性疾病，而是水、電解質紊亂。「文革」期間，樂文照雖然身居斗室，但他仍然伏在一張「骨牌凳」上勤奮著書立說，奮筆書寫他的《水、電解質平衡與臨床》。直到一九八五年，《水、電解質平衡與臨床》終於由上海科學技術出版社出版，此書是中國最早的一本涉及此基本理論的專業著述。

特別值得一提的是，至今已有百年歷史的華山醫院的院史上，仍然記載著樂文照籌建生化檢驗學科的歷史。一九〇七年華山醫院建院時不設有獨立的檢驗科，僅有三人從事化驗工作，只能開展三大常規檢驗。直至一九二八年，由當時著名的微生物學專家湯飛凡教授兼職領導細菌室工作，寄生蟲學教授朱佐治和熱帶病學教授應元岳領導臨床檢驗室工作，樂文照領導生化檢驗工作。如今，華山醫院檢驗科已經成為國內外非常著名和具有相當專業綜合實力的學科。

一九七九年九月五日，樂文照因病逝世，享年八十三歲。縱觀樂文照的一生，他以嚴謹治學的精神共同創辦了中國第一所國立醫科大學，為學校發展貢獻出畢生的才華與精力。同時，他也以高尚醫德和精湛醫術，投身於醫療事業，救死扶傷，言傳身教，培養了一批批傑出醫學人才，堪稱中國醫學教育的開拓者和內科學發展的奠基人。

（陳敏生、婁佳寧、林建）

兩袖清風留正氣　一生奉獻創學科

——記原上海市第一人民醫院院長胡懋廉

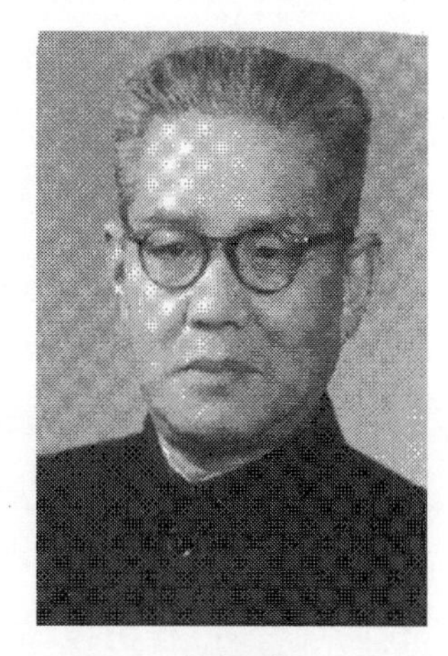

胡懋廉

胡懋廉（1899-1971），祖籍天津，中國現代耳鼻喉科學的開拓者與奠基人之一。一九二一年畢業於國立北京醫學專門學校並留校任助教，後轉任協和醫院耳鼻喉科醫師。一九三一年，赴美國哈佛大學醫學院耳鼻喉科研究班進修，獲醫學博士學位。一九三三年回國，任中央醫院耳鼻喉科主任、代理院長。一九四九年任上海公濟醫院（上海市第一人民醫院前身）耳鼻喉科主任，一九五〇年到一九五二年兼任該院院長（建國後第一任院長）。歷任上海市衛生局耳鼻喉科顧問，上海第一醫學院教授、副院長，中華醫學會耳鼻喉科學會副主任委員、上海分會耳鼻喉科學會主任委員等職。被選為上海市第一、二、三、四、五屆人大代表，市人民委員，全國第三屆政協委員、全國第三屆人大代表。

立志從醫求深造

胡懋廉出生於天津一個經濟不很寬裕卻十分重視文化知識的家庭。他的父親是中國第一批官費留學日本的師範生，歸國後在天津相繼創辦直隸省天河師範學校和天津管立中學，並擔任校長；一九一五年後歷任教育部秘書、北京高等師範國文教師、山東省和江蘇省教育廳長之職；後又擔任江蘇印花稅處處長，僅數月，因部下貪污，未能完成稅收定額，被免職，遂舉家返迴天津，以致家庭生活日漸困難。

胡懋廉幼年看見家人患重病時經西醫診治就「霍然而愈」，逐漸萌生了學醫的志願。長大後，他很想報考協和醫學院，但由於當時家庭經濟收入很少，家人生活極為拮据，所以一直未敢問津。十八歲那年，他分別報考了三個國立醫學校，被北京國立醫學專門學校錄取，也算是「有志者事竟成」。在醫專學習期間，因校內無宿舍可以住宿，他只得在校外租屋半間，生活起居全由自己料理。二十二歲他以優異成績從北京國立醫學專門學校畢業。胡懋廉自七歲讀小學開始，至二十二歲在國立醫專畢業，在各級學校的畢業考試中一直都保持著名列第一的榮譽，所以也被親朋好友稱譽為「洋狀元」。

胡懋廉在醫專學習期間，正值一九一九年北京爆發「五四」愛國學生運動。正處在青年時期、血氣方剛的他，不僅積極參加運動，還擔任示威遊行救護隊隊長，並被推舉為北京國立醫學專門學校的學生評議會副主席。一九二一年他以優異成績畢業，留校擔任皮膚花柳（性病）科助教。一年後轉至北京京師傳染病醫院任醫師。為更好地解決傳染病的喉部併發症問題，他申請到協和醫院見習耳鼻喉科手術，得到了該科醫師的支持和賞識。

後來，協和醫院耳鼻喉科住院助理醫師有個空額，胡懋廉遂被吸收入該科工作。此時，他在京師的月薪是八十元，而轉入「協和」則僅為月薪五十元，但他為了學習技術，寧可棄高就低以求找到一個更好的學習環境，真可謂求知若渴，心無旁鶩。進入協和醫院以後，他的醫療技術有突出的進步，加之心靈手巧，又能繪畫，在教學上認真負責，積極肯幹，因而得到科主任美國人鄧樂普教授的賞識。這時醫療上需要一種麻醉工具，他在協和醫學院電器技師的幫助下，創制了一臺口鼻全身麻醉手術時用的手提噴醚器（刊於《中華醫學雜誌》英文版上）。該噴醚器製造簡單，價格低廉，還可以連接在氧氣桶上噴醚，在缺電時亦能使用，極為便利。

胡懋廉辛勤工作七年，於一九三一年九月獲得去美國哈佛大學醫學院進修的機會。剛赴美不久，從報紙上得知日本帝國主義製造「九一八」事變，入侵中國東北。他關心中國，懷念家人，為了得到來自國內的最新消息，甚至一天中購買早、午、晚三種報紙。為更好地報效中國，他堅持努力學習，掌握尖端技術，胡懋廉在美國埋頭於醫療和研究工作，每天清晨六時到院，夜晚十二時回寓所，十四個月如一日，體重竟減輕了十一公斤。在 Mosher 教授指導下，他進行了篩竇的研究工作。學習結束，胡懋廉以優異成績獲醫學博士學位，Mosher 教授還把自己的論文匯編贈送給他作為獎勵。歸國時，他將所有餘款均購買了參考書籍、教學標本和器材，裝滿四隻大木箱。Mosher 教授的女秘書對他說：「像你這樣有雄心的中國人我還從未見過。」那時回國的中國留學生起碼都帶上打字機、照相機和收音機，甚至帶回冰箱之類的奢侈品，但他除打字機及書籍外已身無長物，囊空如洗。這些寶貴的教材和研究資料後來大部分保存在協和醫院，小部分由胡懋廉自己保存。直至一九四七年，國內有位醫師去哈佛大學醫學院進修耳鼻喉科時，Mosher 教授還向他打聽：「認不認識 Dr.Hu？」並介紹胡懋廉進修時的艱苦生活，說他一直努力學習，連星期日都不出去玩，也從不參加社交和娛樂活動或涉足舞廳。那位進修醫師回國後對人說，胡懋廉在國外進修學習的事蹟，為後來者樹立了榜樣。

艱難磨礪成名醫

一九三三年，胡懋廉學成回國，仍然回到北京協和醫院耳鼻喉科工作，擔任副教授。他立志報國效民，全身心投入工作，取得了顯著成績。在協和醫院工作期間，他翻譯了劉瑞華教授的關於食管內和氣道內異物的文章，如〈食管內異物〉、〈氣道及食道內異物之撮要〉、〈由五十氣道及食道異物病例所得之經驗〉等，這也為他日後工作中攝取氣道和食道異物取得突出的成就打下了基礎。此外，他還翻譯了〈鼓膜切開術後合併症之研究〉和〈肺結核治療中之肺動抑制對喉之影響〉、〈蛔蟲賽喉以致猝亡〉等文章。

一九三四年，胡懋廉被調至南京中央醫院擔任耳鼻喉科主任。一九三五年，在寒假和春假期間，為改善南京小學生健康狀況，他與王鵬萬醫師合作，創造了三星期割治一五九例扁桃體的記錄，且術後效果良好，出血僅為一例。這時，他對氣道及食道中的異物取出已頗有經驗，對一例因鼻中隔膿腫而致鼻樑凹陷的患者做了肋軟骨移植矯正術，並發表了〈氣道及食道中異物〉、〈誤咽鴨骨而生之食道後膿腫〉、〈鼻樑凹陷及其肋軟骨移植術〉等文章。

一九三七年，中央醫院在沈克非院長出國期間，由胡懋廉擔任代理院長。同年七月，盧溝橋事變發生，日本帝國主義全面侵略中國，胡懋廉置個人安危於度外，全力安排好醫院工作人員和病員的疏散撤離，自己直到十一月二十三日才隨身帶了一隻收音機和全家人的照相本，最後離開南京，溯江西行撤離。抵達成都後，因國立中央大學醫學院尚無耳鼻喉科的經費預算，他先被任命為華西大學醫學院附屬眼耳鼻喉科研究班兼任導師。不久，中央大學醫學院又延聘他為主任教授。由於他的深厚學術基礎和專業技能，抗日戰爭時期，他與郎健寰、彭吉人並稱為成都三大名醫，在國內享有很高的聲譽。

當時流亡到四川的醫學院還有山東的齊魯大學醫學院，而名義上的華西大學教學醫院實際上是中央、華西、齊魯三個大學的聯合醫院；其中，胡懋廉代表中大，郎健寰代表齊魯，彭吉人代表華西。該醫院還在成都陝西街建立了眼耳鼻喉科專科醫院——存仁醫院，並由胡懋廉任耳鼻喉科主任。這是一九四九年前中國第一所眼耳鼻喉科專科醫院，辦得頗有成績。胡懋廉在該院培養了很多青年專科醫師，對他們無保留地傳授技術，幫助解決經濟困難，逢年過節還邀請他們和寇裏的其它醫護員工到家中作客，以緩解他們的思鄉之情。這樣，胡懋廉得到了同事們的深深愛戴。其實，胡懋廉當時並不富裕，甚至有時連子女上學繳學費也得變賣物品，但他對同事始終慷慨熱情。

胡懋廉在醫療上認真負責，手術品質高，尤其是在用內鏡檢查和取異物方面很有經驗。一九三九年他成功地施行中國第一例喉癌全喉截除術，並在成都市眼科和耳鼻喉科學會的會議上作了精彩的學術報告。

言傳身教育人才

胡懋廉以教書育人為宗旨，貢獻了畢生的精力。抗日戰爭時期，醫學教材教具皆無，他在完成繁重的醫療任務外，憑藉精湛的繪畫技能，親手繪製大量教學掛圖和手術設計圖，建立實驗解剖室。胡懋廉所繪製的教學掛圖，線條流暢，形象逼真，對學生理解教學內容也有很大說明，而在醫療實踐中更有利於提高醫療品質，不出差錯。他說：「學習專科，解剖是基礎。」這就是他重視製作教學標本和模型的理由和根據。

從一九三九年冬開始，約有半年多的時間，他帶領姜泗長等到成都南郊工地的無主野墳去收集顱骨，共得顱骨四百餘具。他指導下級醫師和進修醫師對其進行漂洗、消毒、分類，並進行篩選、透照、切割、漲裂，做成各種顱面骨標本和模型，還對各類型的鼻竇、乳突及內耳標本等進行鑽割操練，作為對病員施行手術時的技術訓練。這些掛圖、標本和模型雖經戰亂損失了大半，但至今還有如頜竇的各種大小、對稱性標本、乳突氣房及面神經路徑標本等多件，保存在第四軍醫大學耳鼻喉科教研室，在長期的教學工作中發揮了十分重要的作用。

胡懋廉從事耳鼻喉科臨床和教學工作近五十年，造詣精深，技術嫻熟。不僅如此，他還非常善於總結經驗，並經過周密、科學的研究和論證，寫成兼具理論意義和應用價值的論著。他先後發表〈扁桃體周圍膿腫〉、〈上頜竇穿刺與灌洗〉、〈食道異物取法之研究〉、〈氣管切開術〉、〈噪音性耳聾的研究〉、〈扁桃體周圍膿腫疼痛之減輕〉、〈鼻出血，特別論及病因局部治療〉、〈鼻出血與普通醫師〉、〈慢性額竇炎〉、〈鼓膜切開術後合併症之研究〉、〈喉阻塞呼吸性困難—氣急〉、〈氣管枝的測量〉，此外還有〈中國的耳鼻咽喉科學〉、〈中國耳鼻喉科學的發展〉、〈耳鼻喉科學的發展〉、〈噪音性耳聾問題的研究〉等數十篇文章。一九五五年，胡懋廉集畢生醫學教學和臨床經驗，寫出了〈耳鼻咽喉病的手術治療原則〉，這份文獻對全國耳鼻喉科工作者具有規範性的指導意義與重要作用。

胡懋廉對專業人員的培養，往往以言傳身教的方式，利用一切機會傳授本專業的理論知識、臨床經驗和實踐操作技術。在醫療上，他要求嚴格，一絲不苟，循循善誘，發現問題，當面提出。他講解手術步驟深入淺出，結合個人多年經驗，使學者易於接受並獲益匪淺。如他在為一例慢性上頜竇炎患者做手術過程中，帶領助手邊操作邊講解，從注射麻醉的，進針角度、深度、藥量，到助手應如何配合主刀使之得心應手、確保手術進行順利等操作細節一一詳述。他還常常提出一些啟發性的問題，使助手有新的認識。凡是對臨床教學有益而又在不妨礙治療的情況下，他一有機會就將操作讓給下級醫師，自己則在現場進行指導，這樣，也就既表現了對患者的尊重，又為助手們創造了良好的學習條件。有位患者要求他做扁桃體手術，在完成了術前準備，消毒遮蓋完畢，助手站在一旁等待協助手術時，他以手示意讓助手來主刀操作，他在一旁指導。當助手手術完畢後，他再檢查一遍，並按他的吩咐下了醫囑，確認一切正常後將患者送回病房。這件事使這位助手終生難忘，也為以後培養下級人員樹立了榜樣。

秉性剛正樹風範

胡懋廉自幼目睹山河破碎、民不聊生，堅持一生行醫、救死扶傷，養成了剛正的秉性。抗戰期間，有位醫師在為雲南一位國民黨要員作鼻部手術，手術順利結束時，空襲警報響起，該醫師立即做了適當處理安排，不料該要員由於驚嚇出了點鼻血，遂遷怒於手術醫師，將這位手術醫生扣押入獄。事件發生後，胡懋廉和醫務界同仁紛紛為該醫師奔波，終於迫使該要員將手術醫師釋放，離開了昆明。這次營救行動，胡懋廉起了很大作用。

胡懋廉對待所有病人都能一視同仁，不論高官顯要，還是平常百姓，在他心目中都是病人，不分高低貴賤。如國民黨要員張群因鼻涕帶血絲，經他診查和作短期處理，不能排除鼻咽癌的可能性，經研究建議作預防性放射治療。在檢查過程中，他採取了巧妙的方式，讓助手在這樣的患者身上學習檢查的方法，當時助手們甚為感動。

還有一次，國民黨要員邵力子的侄兒住存仁醫院，托胡懋廉為其做扁桃體手術，他讓一位下級醫師代做，手術後夜間發生繼發性出血。由於受條件限制，未能及時請他到院，次晨查房時才向他做了彙報。該醫師很怕受到批評，心裏很是惴惴不安。胡懋廉知道情況以後，平靜地安慰患者，並及時檢查處理了傷情，然後溫和地將扁桃體手術後繼發出血的原因、處理方法等講解給大家聽，絲毫未流露出不滿之情，使該醫師得到很大的安慰和鼓舞。

胡懋廉在診治普通患者時，同樣也是認真負責，小心謹慎。有位在外院動過鼻手術後的病人，因流惡臭濃涕數月不愈，疑為惡性腫瘤，來院求治。胡懋廉經過仔細檢查，發現並非腫瘤，而是內有遺留物，於是著手清除分泌物，最終取出了遺留的棉片，也為患者解除了沉重的精神負擔。此事在當時曾傳為美談，人們都紛紛稱讚胡懋廉技術嫺熟，造詣精深，對耳鼻喉科各部疾病的診斷準確，治療得當。

胡懋廉以仁愛之心團結同道，因而得到了同道們的一致認可與讚揚。在他主持的每周讀書報告會和疑難重症討論會上，在討論到一位鼻部狼瘡患者時，醫師們各抒己見，提出了不同看法，展開爭論。一位即將畢業的實習醫師引用國外最新文獻，對一位年長醫師的看法提出異議；年長醫師頗為不滿，起而反擊，氣氛一時有些緊張。看到這種情況，胡懋廉對問題作了具體分析。他用哲理明、剖析精的發言，解答了實際問題，也化解了雙方的不快情緒。

二十世紀四〇年代初期，是抗日戰爭最艱苦的時候。適逢中央大學醫學院第一班學生畢業實習，不僅病床不敷應用，而且外國人長期把持醫院，於是在院裏的教授會議上大家決意自己創建教學醫院。當時，在成都只有列強在華設立的醫院，連一個省立的醫院都沒有，中大醫學院遂與四川省政府磋商合作創辦一個「公立醫院」，這樣即可在中大留川時作為教學醫院，也可在中大出川後成為省立醫院的建院基礎。議決之後，便由胡懋廉負責籌建，並租了一所久為軍隊居住的天府中學作為院址。胡懋廉接受任務以後，不畏艱苦，頂著烈日，冒著敵機的轟炸，投身於建立醫院的工作，累得又黑又瘦，即使是吐血也還是頑強地堅持工作。躲避轟炸的妻子自鄉間歸來，見到他居然變成了這副樣子，就又是心疼又是責怪地說：「三月不見，你已變成個科學怪人了！」

這個時期，正值抗日戰爭進入相持階段。人民對國民黨積極反共、消極抗日的政策不滿，也對通貨膨脹、物價飛漲不滿，當時生活困難，人稱教授為「叫瘦」。按照胡懋廉在社會上的知名度，他若是開業行醫，完全可生活得富裕，可他看到下級醫師都很貧困，需要有老師從專業上加以培養，他不忍心離開他們，決定留在教學崗位上對學生精心培養。雖然他的經濟很困難，但他卻利用業餘時間為找上門來的病人看病，將這些額外收入接濟那些下級醫師。他的一位得力助手不幸患上肺結核，那時的肺病被稱作「富貴病」，沒有特效藥物治療，只能靠休息和營養。胡懋廉得知以後，甚至沒有考慮到家人會被傳染的危險，將這位助手接到家裏來養病，後來還千方百計地為他創造條件出國深造，終於將他培養成中國著名的耳鼻喉科專家。

抗日戰爭勝利的一天終於來到。胡懋廉雖然是名醫、教授，但因為正直清廉，所以依然一貧如洗。中央大學醫學院復校南京，由於京滬物價昂貴，考慮再三，他還是決意留在成都，繼續擔任省立醫院的指導醫師和華西大學醫學院的名譽教授。後經「中大」的再三催促，他才於一九四七年十月十二日乘飛機返回南京。但看到當時國民黨政府製造內戰，人民生活非常清苦，胡懋廉並不開心，專心埋首於教學和在江蘇醫學院的兼課工作。直至一九四九年前夕，他從南京遷至上海，為上海市第二勞工醫院建立耳鼻喉科。

為國效力獻終身

胡懋廉以親眼所見切身感受到了人民解放軍鐵的紀律：他們不動人民一針一線，秋毫無犯，為不打擾百姓而露宿街頭，幹部艱苦樸素、和藹可親，與國民黨的腐敗官僚有著天壤之別，這激起了他對新中國的熱愛。他以一個老知識分子的親身經歷，感到只有在中國共產黨的領導下，走社會主義道路，才是廣大中國人民得到解放和幸福的唯一道路。這樣的感受化作動力，使他在工作中積極貫徹黨的各項政策和意圖，得到了黨和人民的高度信任。

一九四九年，胡懋廉出任公濟醫院（今上海市第一人民醫院）院長兼耳鼻喉科主任，配合何秋澄書記把一箇舊的教會醫院改造成為一個人民的新醫院。

一九五〇年八月，胡懋廉代表上海市衛生工作者出席了第一屆全國衛生會議，受到毛澤東先生的親切接見，深受感動與鼓舞。

一九五二年他被選為中華醫學會耳鼻喉科學會副理事長。

從一九五〇年到一九五三年，胡懋廉連續擔任上海市耳鼻喉科學會主任委員。

在這期間的一九五一年冬，胡懋廉被調至上海醫學院參加眼耳鼻喉科醫院的建院工作。當時人手不足，設備簡陋，工作開展十分困難。他憑著過去創院的經驗，在郭秉寬、王鵬萬等支持下，團結全體工作人員同心協力、努力工作，克服重重困難，僅經過短短的月餘時間就因陋就簡地開始了門診工作。之後逐漸擴充院舍，新建門診大樓，開出五十張病床，終於建成了全國一九四九年後第一所眼耳鼻喉科專科醫院。一九五二年七月一日，他在成立大會上高興地說：「在我院的第一次大會上，我感到非常愉快，我看大家也都非常愉快，愉快的是我們上海醫學院的工作範圍擴大了，有了自己的醫院了，我們有更好的條件和更好的機會來全心全意為人民服務了。」

眼耳鼻喉科醫院的建成，對胡懋廉來說是非常高興的事，因為他畢生為之奮鬥的願望在中國共產黨的領導下終於實現了。由於當時受到帝國主義經濟封鎖的影響，儀器設備非常短缺，他除聯繫和協助上海醫療器械廠進行生產外，還將他私用的許多儀器全部捐獻給醫院，使工作得以順利地展開。

胡懋廉以勤儉治院為原則，只要能用的儘量利用，手術室也是在舊房的基礎上略加整修，配置必要的設備因陋就簡建成的。醫務人員知道手術室房屋條件差，對消毒滅菌格外注意，而手術後感染率極低，切口多能一期癒合。眼內手術也無感染的病例。

胡懋廉對培養人才一貫十分重視。一九五三年，因國內眼耳鼻喉人才奇缺，學校辦了一期專修班，雖然修業期只有三年半，但由於他和教授們的重視和努力，加上學員的刻苦勤奮，教學取得了優異成績。在三十多年後的今天，進修班培養的很多學員，已成為當地的眼耳鼻喉科領導人或學科帶頭人，他們在學術上、技術上取得的成就，無疑顯示出專修班的深遠影響。

胡懋廉深受導師 Mosher 教授的影響，始終重視科研工作，特別重視基礎研究，還親自動手製作解剖標本，為基礎研究服務。當時，醫院收集了二百個個頭骨，他就帶領大家進行鼻部解剖測量，找出國人鼻部解剖學上的許多常數，對鼻部手術起了重要指導性作用。胡懋廉在上海市第一人民醫院時，也和李繼孝一起做了四百例氣管枝的測量，還和助手一起測量一百例上頜竇的容積，寫出論文。胡懋廉還是一九四九年後第一批招收副博士研究生的導師，指導研究生進行實驗性中耳炎及其治療的研究課題。一九五八年他和林筱周赴莫斯科參加第五屆全蘇耳鼻喉科學術大會，他在會上宣讀急性中耳炎應用青黴素耳內注射的動物實驗研究論文，博得與會者好評。他在會上結交國際知名學者，也結識了美國羅森教授，為此後逐漸開展國際間醫學界的相互交往創造了條件。

胡懋廉是位「病人至上」的臨床醫師，處處為病人著想，他的絕大部分時間是在醫學院校中度過的。抗日戰爭結束後，他曾為生活所迫作過短時間開業醫師，由於他的事業心太強，心地又很善良，對一些經濟不佳的病人往往不收診金，他不善於「生意經」，賺不到錢。一九四九年，他轉入醫院單位工作，才使他的創新精神得到了更好的發揮。他發明的「守株待兔」法取出氣管內活動異物，十分有效實用。他用真的頭顱骨製作的內耳平衡功能檢查模型，用橡皮管做成的聲帶和氣管模型，都有非常直觀的效果，對於教學和模擬訓練發揮了很好的作用。例如聲帶和器官模型，下接耳咽鼓管打氣皮球，將西瓜子或花生米放入橡皮管，用力捏皮球，就好似肺部呼氣時把異物送到氣管上部、聲帶之下，這時用鱷魚鉗放在「聲帶」下作鉗取異物的練習，效果就非常直觀，非常便於學習掌握。胡懋廉在食管異物的處理方面確有獨到之處。一次市立第一人民醫院接診了一位吞下手錶的病人，還有一次醫院接診了一位吞食兩條扭曲鐵片的自殺病人，他們食管內的異物都難以靠一般食管鏡施行手術，醫師試行取出異物都失敗了，只好請胡懋廉來取，他取來特大的食管鏡，順利地取出巨大的異物，解除了病人的痛苦。

胡懋廉對每一手術都能做到設計周到，謹慎細緻。一次做鼻咽纖維瘤手術，用的是圈套法，他首先暴露頸外動脈，穿根粗線，不加結紮，接著就把纖維瘤套除了。助手問道：「暴露頸外動脈有什麼意義？」他說：「這叫做不怕一萬，只怕萬一。不管做什麼手術，都應從壞處著想，這次手術不出血，把腫瘤套除了，取去頸外動脈處的絲線縫好傷口就是，不是多餘的。」

胡懋廉平易近人，和藹可親，待人誠懇，以身作則。他關懷青年，常曉之以理，誨人不倦。他管理科室溫而嚴謹，威而不猛，為人通達風趣，從不盛氣凌人。下級醫師在他面前從無拘謹之感，都是心情舒暢，樂於完成他所交給的任務。他對下級嚴格要求，以養成良好作風，對自己要求更嚴，無論寒冬酷暑，均準時到院查房。手術、急症時隨請隨到。對此，兒科醫師們感受尤深，說是凡遇白喉喉梗阻要做氣管切開術時，他最易請到，手術之後病孩就得救了。胡懋廉有豐富的醫療經驗，一位門診病人鼻涕為血膿狀，拍攝副鼻竇片見一側上頜竇模糊，一位當班醫師做該上頜竇穿刺，洗出液是清潔的，無分泌物。次日該醫師持 X 線片求助於他，他看片後，要那位醫師隔兩天再給病人作穿刺，囑會有結果的。醫師按時再作穿刺，洗出大量血膿液。事後他解釋說，上頜竇驗證分泌物較稠，黏附在竇壁上，第一次洗不出來，經鹽水浸泡後，膿液能脫落，第二次就可洗出來了。他的這些經驗使助手們受益匪淺。他無門戶之見，經常請各派專家到寇裏講學，親自主持全科業務學習，使學術活動蓬蓬勃勃地開展起來。

胡懋廉品德高尚，兩袖清風，當了大半輩子窮教授，從不趨炎附勢，依從權貴。他為人耿直，不謀私利，對國民黨的反動統治十分不滿，因此他雖在中央醫院工作，卻既未參加國民黨，也未受過什麼軍銜。他在抗戰期間曾謝絕成都黃埔軍校的高薪聘請，不去擔任醫學顧問。他既沒有房產和土地，也沒有股票和投資，生活也十分儉樸。

一九四九年後，胡懋廉見到國家三年恢復期間，把一箇舊中國的爛攤子建設成欣欣向榮的新中國，物價穩定，人民安居樂業，國際地位日益提高，他衷心地擁護黨領導全國人民走社會主義道路，認真學習馬列主義、毛澤東思想，努力改造世界觀。一九五二年，他在家庭經濟尚不寬裕的情況下，帶頭認購國民經濟建設公債一千萬元（舊幣），一九五四年再次認購。他擔任上海市衛生局顧問時領有顧問津貼每月一百六十元，調任上海第一醫學院工作時又有教授津貼六十元，一九五六年全面評級後他即自動放棄教授津貼，同時也向上海市衛生局申請放棄顧問津貼，後被批准減為一百元。一九五八年再度申請放棄，終獲批准。

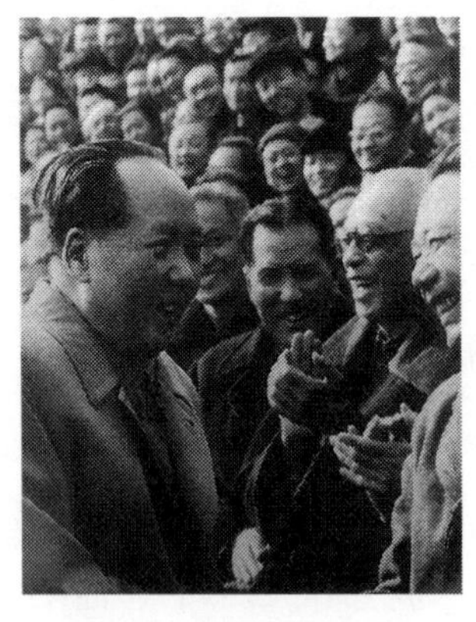
毛澤東先生接見時任上海第一人民醫院院長胡懋廉（右二）

胡懋廉常常被邀請到華東醫院為領導幹部會診，不但認真細緻，態度和藹，而且十分謙虛，常在看過之後還要叫本院醫師也看看，一是為了教學，一是避免漏診。他在赴京開會期間也常為中央首長會診。由於他工作認真負責，黨和人民對他的工作也給予很高的評價，並給予很大的榮譽，先後被選為上海市第一至第五屆人民代表，市人民委員，第三屆全國政協委員和第三屆全國人民代表，數次受到毛主席的親切接見。

一九七一年十一月三日，胡懋廉因心臟病急劇惡化不幸去世，享年七十二歲。

（陳敏生、婁佳寧、林建）

名門之後放射先驅

——記原上海市第一人民醫院放射科主任沈成武

沈成武（1900-1963），祖籍福建侯官（今福建省福州市）。沈成武出身名門，是民族英雄林則徐的重外孫，清朝兩江總督沈葆楨之孫，自幼受家庭薰陶和嚴格教育，品學兼優。一九一九年就讀於國立同濟大學醫學院，後赴奧地利維也納大學醫學院留學，一九二六年畢業於同濟大學醫學院，獲醫學博士學位。曾供職維也納公立醫院。回國後任上海同濟大學醫學院教授、寶隆醫院放射科主任等職。建國後，歷任上海同濟大學醫學院、武漢醫學院等多所著名醫學院教授，並擔任包括上海同濟醫院放射科、上海市第一人民醫院放射科主任，兼任上海第九人民醫院、解放軍四百五十五醫院放射科顧問。作為中國著名的現代醫學放射學先驅者之一，二十世紀五六十年代放射學科帶頭人沈成武具有豐富的教學和臨床經驗，擅長胃腸道放射檢查，將國外定點攝片技術引入上海公濟醫院（上海市第一人民醫院前身）。作為一名愛國醫師，沈成武不但積極參與公立醫院的工作，還曾參加抗美援朝醫療隊。曾被選為上海市新成區（靜安區）第一、二、三屆人大代表。

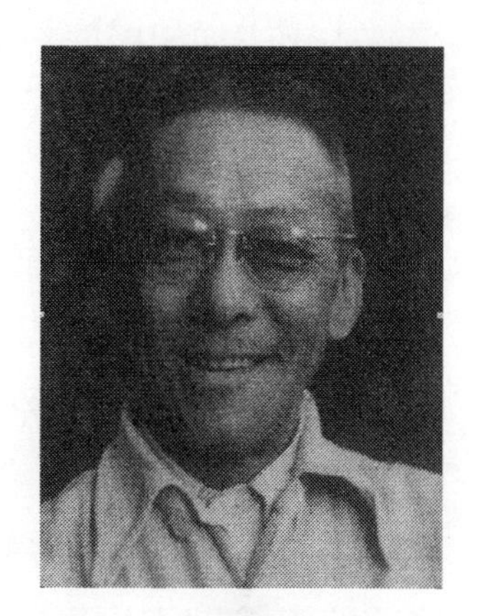

沈成武

出身名門的醫學先驅

沈成武出生於名門，是清朝後期政治家、思想家和詩人、中華民族抵禦外辱過程中偉大的民族英雄林則徐（1785-1850）的重外孫。林則徐官至一品，曾任江蘇巡撫，兩廣、湖廣、陝甘和雲貴總督，兩次受命為欽差大臣。因林則徐主張嚴禁鴉片、抵抗西方的侵略、堅持維護中國主權和民族利益，「虎門銷煙」一舉，深受中國人的敬仰。沈成武的祖父沈葆楨（1820-1879）是林則徐的外甥，後林則徐將次女林普晴嫁與沈葆楨，沈葆楨又有了林家女婿的身份。

在歷史文化名城福州市，有一處名為「三坊七巷」的宅區。在南後街一帶，有一條狹窄的巷口叫宮巷，入巷子不到一百米，一幢紅漆大門的民居，門口立著一塊青石碑，那就是沈葆楨故居。相傳，沈葆楨為官清廉，一八四七年中進士、任御史之後，一八五五年外放九江知府之前，家中仍然幾無隔夜之炊。遲至一八六六年，沈葆楨都在這座宅院西偏花廳小門開鋪賣字。其夫人嫁與沈葆楨時，安貧樂道，勉力操持家務。沈葆楨任福建船政大臣時，林夫人幫他撰寫官方文書，「一一中條理」。林夫人外能輔佐軍務，內能勤儉持家，相夫教子。自沉葆楨的父親起，直至沈葆楨子孫後代多為讀書人。百餘年來，沈家後代繁衍生息，人口眾多，詩書傳承，既有飽學中華文化之士，也有留學國外學貫中西的人才。祖父沈葆楨非常重視兒孫們的學習，常在家信中要求他們好好學習。沈成武在這樣的家庭環境中成長，自幼受家庭薰陶，嚴格受教，品學兼優。

一九一九年，沈成武就讀於國立同濟大學醫學院，一九二六年完成學業獲醫學博士學位。時年赴奧地利維也納大學醫學院留學，留學結束後供職維也納公立醫院從醫多年。回國後任上海同濟大學醫學院教授、寶隆醫院放射科主任。一九四九年後，歷任上海同濟大學醫學院和武漢醫學院教授，上海同濟醫院放射科主任。

一九二五年起，沈成武任上海市第一人民醫院放射科主任，同時兼任上海市第九人民醫院、中國人民解放軍第四百五十五醫院放射科顧問。上海市第一人民醫院的前身，即為創建於一八六四年的公濟醫院。公濟醫院時代起已在國內外享有盛譽，到新中國建立初期，其專業水準一直處於國內、市內衛生系統的領先地位。她彙集了包括著名的醫學專家樂文照、任廷桂、林元英、胡懋廉、尤彭熙、陳宏達、林元英、趙東生、夏理彬、薛兆聖、龔閩珠、張鏡人、張友梅、丁果、李繼孝、黃正、黃羨明、蔡小蓀等在內一大批國內頂尖醫學人才，在醫學上創出了眾多國內第一，如第一例肝葉切除、第一例足趾移植再造拇指等。

一九五六年，經當時擔任上海市衛生局放射科總顧問的鄒仲教授推薦，沈成武擔任上海市第一人民醫院放射科主任。沈成武知道當時的上海市第一人民醫院是一所有近百年歷史的老院，在十九世紀八〇年代末，已有開放床位二百七十多張。解放軍代表接管醫院後，在上海市人民政府領導下，醫院在管理上又有很大的發展，當時已經是國內外非常著名的綜合性醫院。沈成武欣然接受到上海市第一人民醫院擔任放射科主任一職，決心為之奉獻力量。

沈成武臨床和教學經驗豐富，尤精於腸胃道攝片檢查，並且把國外應用的定點攝片技術引入中國。沈成武在二十世紀三〇年代回國時，以五萬美金購置了全套X光儀器，自設門診於今南京西路之大華公寓。在二十世紀五六十年代，沈成武已成為中國放射學界享有盛譽的先驅。

亂世不驚的滬上名醫

沈成武留學奧地利維也納大學醫學院後，供職維也納公立醫院從醫多年。回國之際，正值中國飽受戰亂、淩辱。沈成武雖有一腔報國之情，實奈亂世處事，無以求得一片淨土。每每談及那段時期的往事，沈成武總是以「不驚不竦，技精仁心」概之。那時，沈成武家住租界，每當周末，在他家精緻的客廳中總是高朋滿座，真是「談笑有鴻儒，往來無白丁」。梅蘭芳等著名藝術家，榮獨山教授、鄒仲教授等名醫都是他家的常客。

有關沈成武的行醫趣事，鄒仲教授曾經回憶一件往事：二十世紀四〇年代初，世界範圍內的反法西斯戰爭發生了根本性轉折。汪精衛情知大勢已去，敗局不可逆轉，再加上侵華日軍限令汪精衛政府籌集大米一百萬石，壯丁二十萬名。當時汪偽政府的命令不斷遭到老百姓的反抗，根本無法籌措。同時，一九三九年開始蔣介石命令軍統局長戴笠派出的特務人員頻頻行刺，雖未果，但使汪精衛不得不深居簡出。因此終日惶惶不安，心力日益交瘁、頻頻嗆咳及胃部不適加重。

汪精衛的德籍私人醫生諾爾建議汪精衛做鋇餐胃腸檢查。起初由汪的乾女婿湯於潮醫師進行檢查，湯於潮曾任職於中比鐳錠醫院（現復旦大學附屬腫瘤醫院），併兼任上海同德醫院（二十世紀五〇年代院系調整時歸入上海第二醫學院）放射學教授。湯於潮診斷為「胃癌」。為慎重起見，又請鄒仲及沈成武進行覆查（當時鄒仲、沈成武醫師均為滬上名醫），經兩位仔細檢查後認為可以排除「胃癌」的診斷，但又恐因否定湯於潮的診斷意見而引起湯的不滿與報復。因此，鄒仲、沈成武兩位醫師頗費躊躇，遲遲不出診斷報告。最後商量出一個委婉的表達方法，在報告中說明：由於拍攝的角度不同，觀察×號

×號片（湯所攝片）中的表現酷似胃癌，但在×號×號片（鄒、沈所攝）中則可排除胃癌的診斷。豈料湯頗具學者風度，看了診斷報告後說「鄒、沈兩位是有名的專家，經驗豐富，當以他們兩位的診斷意見為準」。一場風波遂告平息。

沈成武接診的病人中有國民黨高官要員，也有共產黨員、愛國人士。一九四二年十月，鄒韜奮從廣東悄悄地回到上海，準備從上海前往蘇北解放區。鄒韜奮在上海還有一件事要做，就是檢查耳疾。他在廣東時得了一種病，開始時右耳有些鳴叫，後來逐漸紅腫，並流出黏液，還有陣痛。鄒韜奮想在前往解放區之前查明病因，放心啟程。到了上海以後，由於怕被人認出，帶來麻煩，鄒韜奮只能整天躲在屋裏，不敢外出走動，生怕走漏風聲。鄒韜奮很想找一個醫生檢查一下，哪個醫生最可靠呢？當時擔任上海生活周刊社、上海生活書店總店發行主任的陳其襄想到了《生活》周刊的醫藥顧問曾耀仲醫師。一天晚上，天已經完全黑了。鄒韜奮在陳其襄的陪同下，乘一輛三輪包車，先來到曾耀仲家裏，然後由曾耀中介紹到靜安寺路（今南京西路）X光專家沈成武醫師處做詳細檢查。沈醫生在危險的形勢中為鄒韜奮做了仔細的專業檢查，初步診斷為「中耳炎」。「中耳炎」的診斷讓大家都鬆了一口氣，鄒韜奮終於也放下心來。一個月後的十一月初，鄒韜奮動身從上海去蘇北抗日根據地。他同新四軍一起行動，考察抗日政權的活動，並在千人大會上講演。

沈成武的病人中還不乏文人雅士，清末進士、上海文史館館長張元濟也曾經是沈成武的病人。那是一九四九年八月二十四日，張元濟接到在北京的老友陳叔通來信，信中透露他已被列為即將召開的新政協會議的代表。當時張元濟年已八十有二，他思索再三，還是回信誠請老友代為辭謝。抱定「君子不黨」的處世原則的張元濟，在半年多前，就接到過李宗仁的親筆信，邀請他作和平代表去北平與中共和談，張元濟當時已婉拒。一九四九年一月三十日，甘介侯持李宗仁親筆信來邀請張元濟。第二天，張元濟老人在給李宗仁的回信中說：「古人有言：國家興亡，匹夫有責。重以垂委，敢不勉竭微忱。年逾八齡，精力衰憊，不克膺此巨任。且連日在報端屢讀文告，自揣庸愚，實無涓埃可再為高深之補。辱承諄命，只得拜辭。」

不過，就是這一年九月初，陳雲的到來改變了張元濟的初衷。陳雲說：「前不久，我去東北走了一遭，親見商務印書館瀋陽分館的情況還好。一九四九年的上海，商務印書館總館這裏有些起伏。不過，張老放心，政府的首要任務是恢復經濟。館內有什麼具體問題，找陳毅市長，他一定會幫助解決。」張元濟在九月三日的日記中寫道：「定計應政府之召，赴北平參加新政治協商會議。」又說：「答以延醫檢驗，須明後日方能決定行止。」

正如日記中所記錄，其後的第三日，也就是一九四九年九月五日，張元濟便來到沈成武診療室做了全面的身體檢查，「照了X光，先透視，雲無恙，候其洗片。據雲甚輕微，可以無慮。」就這樣，身為放射專家的沈成武給了張元濟一個身體健康無恙的報告，這促使了張元濟在第二天（九月六日下午四點半）下決心由兒子陪同，出門登車北行。他在這一天寫給張國淦的信中說：「中共招往北平，參與新政治協商會議，經兩月之磋磨，難于堅卻，已挈小兒同往。」九月八日午後，張元濟抵達北平，旋被安排住進六國飯店。

桃李天下的一代名師

一九四九年六月畢業於國立同濟大學醫學院、獲二〇一〇年第九屆全國介入放射學術大會頒發的「傑出貢獻獎」的影像學專家郭俊淵教授是沈成武的學生。早年，郭俊淵在德國醫學院（後併入同濟大學醫學院，位於今上海石門一路和常熟路）求學，當時沈成武任醫學院的放射學教師，郭俊淵曾去他診所實習，學習 X 射線機設備、原理及放射技術、診斷。一九四九年郭俊淵畢業後進入位於白克路（今鳳陽路）的中美醫院（今為第二軍醫大學附屬長征醫院）放射科工作，並從此師從榮獨山教授（時任醫院放射科主任）。一九五三年，同濟醫學院隨全國高等院校的院系調整而遷至武漢建立醫院。由沈成武兼任武漢醫學院附屬同濟醫院放射科主任（當時上海仍有他的業務）。直至兩年後，沈成武因健康原因離開武漢的工作。而今郭俊淵教授自己也已成為中國放射學家的前輩，他至今仍深為懷念沈、榮兩位恩師對他的教誨。沈成武對學生言傳身教，以醫學大家之風範和無私奉獻之品格影響著學生，可謂「桃李無言，下自成蹊」。

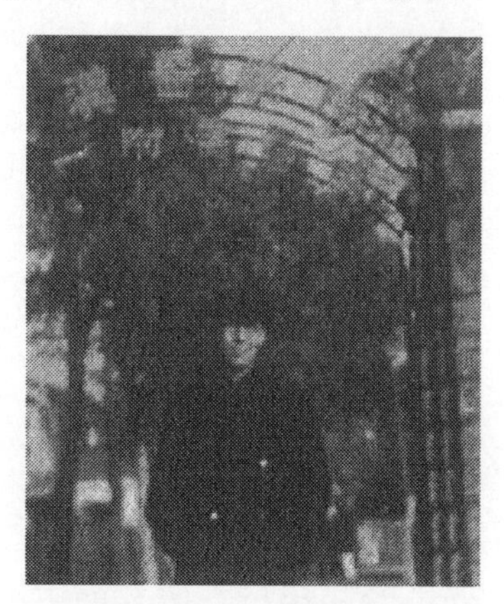

沈成武教授二十世紀五〇年代中期在武漢同濟醫學院

沈成武不但積極參與公立醫院的工作，而且還曾參加抗美援朝醫療隊。一九五〇年，美帝國主義悍然發動侵朝戰爭，在黨中央、毛主席號召下，全國範圍內掀起了抗美援朝運動。上海醫務界於一九五〇年十二月十五日成立了上海市醫務工作者抗美援朝委員會。同濟醫學院院長唐哲擔任副主任委員，並組織志願醫療手術隊支持前線。沈成武也參加了抗美援朝醫療隊。當時同濟醫院組成擁有一百一十三位工作人員的上海市抗美援朝第一醫療手術大隊，中美醫院院長林竟成任總隊副隊長兼第一大隊隊長，陶恒樂、張滌生、汪力任副大隊長，包括內科顧問陶恒樂、外科顧問裘法祖、頜面外科顧問張滌生、眼科顧問吉民生，共有醫師七十六人，護士二十二人，醫技人員五人，技工五人，其它五人，所參加的醫師人數居上海市三個醫

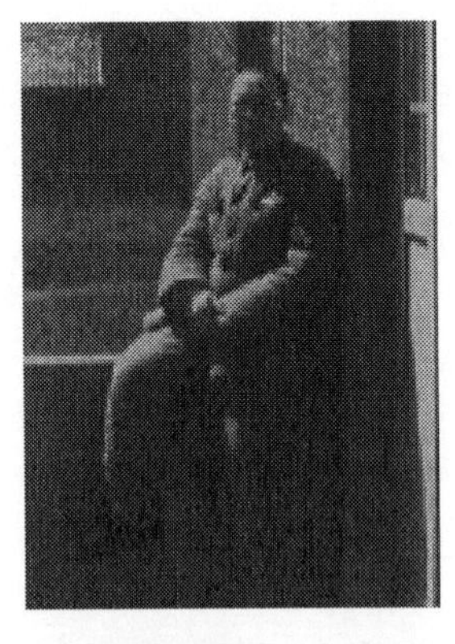
沈成武教授二十世紀五〇年代初參加抗美援朝醫療隊

療手術隊的首位。一九五一年一月二十五日，沈成武與上海志願醫療手術隊一道離滬啟程，一月二十九日抵瀋陽，二月三日到達長春軍醫大學（現為白求恩醫科大學），在後方救治傷患和培養醫學人才，二月十日正式開始工作。

在長春軍醫大學，沈成武積極參加教授醫護查房，以教學結合醫療，幫助建立了骨庫、外科常規制度、醫生查房制度、總住院醫生制度等，使長春醫大外科學院走上正軌。他同時幫助開展了骨科、腹部外科、胸外科等各科手術。一九五一年八月一日，沈成武順利完成任務後返回上海。一九五一年八月八日，同濟醫院又組成第二批醫療手術隊，稱為上海志願醫療手術隊第六大隊，洪寶源教授任大隊長，共有隊員四十二人（其中醫生二十五人，護士九人，醫技三人，行政幹部一人，技工三人，其它一人），屠開元教授參加了此批醫療手術隊。與此同時，留在醫院的職工也以高昂的愛國熱忱，出色地完成任務來支持前方的醫療手術隊。金問淇教授擔任抗美援朝醫療隊家屬委員會、家庭服務組組長併兼任醫療隊家屬的保健醫生。全院職工踴躍捐款參加購買「醫工號」和「白求恩號」飛機，僅金問淇教授就帶頭認捐了六個月的工資。同濟醫院醫務工作者與全國人民一起，圓滿地完成了抗美援朝的偉大歷史任務。

一九六三年，全國放射學學術會議在上海召開。會議進行中，沈成武因貧血住院，但未料僅住入醫院一周後，便因突發心臟病而去世，享年六十三歲。

（陳敏生、婁佳寧、林建）

一片丹「心」濟蒼生

——記原上海市第六人民醫院內科主任董承琅

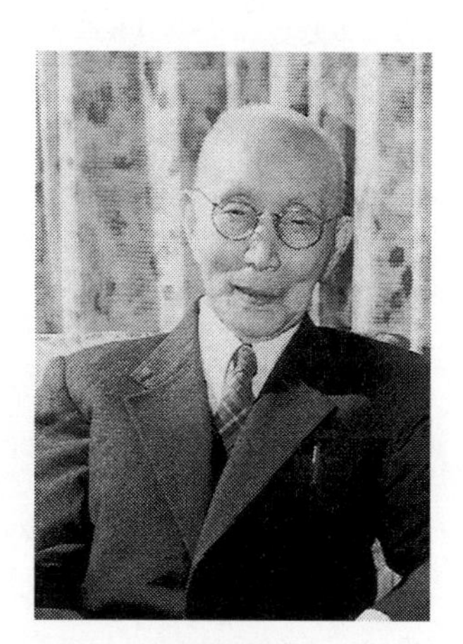
董承琅

董承琅（1899-1992），祖籍浙江鄞縣。一九一八年畢業於上海滬江大學，獲理學學士學位。一九二〇年赴美國密西根大學攻讀醫科，獲醫學博士學位。一九二三年回國任北京協和醫學院內科副教授，協和醫院內科、心臟病科及心臟電差檢驗所主任。一九三〇年赴美國研究心臟病學，在著名心臟病教授威爾遜指導下，發表〈黏液性水腫的心臟〉一文，被美國心臟病學會吸收為第一個中國籍會員。一九四一年在上海開業行醫，兼任上海劍橋醫院內科主任、國立上海醫學院名譽內科教授。建國後，歷任上海市第六人民醫院內科主任、上海市衛生局內科顧問、衛生部醫學科學委員會委員、中華醫學會名譽顧問、中華醫學會上海分會副會長等。董承琅學識淵博，醫德高尚，醫術精湛，於心臟病學造詣尤深，為國內該學科創始人之一。一九五八年受衛生部委託，主辦每年一期的心臟病學進修班，制訂教學大綱，編寫教材，指導病例分析和臨床實習等，學生遍及全國各地和海外。一九六〇年與陶壽淇教授合編出版《實用心臟病學》，多次修訂再版。一九五六年被評為上海市勞動模範。

寒窗苦讀成良材

一八九九年三月董承琅出生於浙江省鄞縣一個普通家庭，父親為清朝末次科舉的秀才，曾擔任滬江大學副校長及定海中學校長，一生從事教育事業。受到父親的影響，董承琅曾先後在杭州蕙蘭中學和上海滬江大學附屬中學學習（跳級兩次）。而後隨父母移居上海，於一九一四年考入滬江大學，攻讀理科，成績優異，課餘時間參加學生會及文學會，並擔任畢業年刊的總編。一九一八年董承琅畢業，獲得理學學士學位。此後四年，他勤工儉學，憑著做家庭教師的工資和少量的獎學金，於一九二〇年秋赴美國求學，就讀於密西根大學醫學院。在美國的四年裏，醫學院教學嚴格，功課繁重，一年之內即有三十多位同學先後退學，而董承琅依靠著暑假打工的勞動工資和清華獎學補助金，並且憑著自身良好的英文水準以及在長沙湘雅醫學校一年醫科的基礎，於一九二四年以優良的成績畢業並且順利取得醫學博士學位。

畢業以後，該校醫學院院長對董承琅表示十分賞識，要他留在美國，在給他的信中寫道：「因你成績優良，你願到美國任何醫院任職，我都樂於推薦。」但他為了國家，為了中國的醫療事業毅然回國，用學到的醫學技能為中國服務。他在北京協和醫學院先後擔任內科住院醫師、內科助教及內科助理醫師四年。在此期間，董承琅生活勤儉節約，用自己的工資負擔起了兩個妹妹的學費，將她們栽培成才。

一九三〇年夏，董承琅由協和醫學院資助到美國霍普金斯大學醫學院及密西根大學醫學院進修心臟病科，師從著名的心電學專家威爾遜（Wilson）教授。在他指導下，董承琅在國際上最早提出甲狀腺功能低下對心臟的影響。一九三一年他發表在《美國心臟病雜誌》的〈黏液性水腫的心臟〉一文中提出，黏液性水腫可以引起明顯的心臟增大，心電圖上有顯著的損害性表現，但給予恰當治療後，心臟可以完全恢復正常，此文在國際上影響頗大。另外，一九三四年他的題為〈長期體力活動者的心臟〉的論文，衝破了當時普遍認為心臟增大是心臟病可靠證據的概念，以具有說服力的資料說明心臟增大可以是生理性的，而不一定是病理性的。他提出長期而劇烈的運動可引起心臟的代償性增大，但這種增大不是可靠的根據。一九三七年他又相繼發表了〈貧血性心臟病〉，明確指出嚴重貧血可引起心臟極度擴張、心前區舒張期雜音以及明顯的充血性心力衰竭，但予以貧血糾正後，這些異常現象可以完全消除。這一觀點為當時的國際心臟病學權威White等所讚賞和採納。他先後在國外心臟病雜誌及內科雜誌發表研究報告及論文八篇，國外主要心臟病學及心電圖學教本均多次引證董承琅的研究論文。這些價值很高的論文使年輕的董承琅很早就躋身於國際知名教授行列，受到心臟病專家的青睞，被美國心臟病學會吸收為第一位中國籍會員。

二十世紀三〇年代之前，中國醫學院校都不設心臟病學科，從事心血管研究的人員也是屈指可數，最多不過五六人。就連心電圖儀器，在全國範圍內也只有北京、上海少數幾個大城市從國外進口了幾架，僅為少數人服務。一九三一年，董承琅進修回國後，擔任協和醫學院內科副教授兼心臟病科主任，建立了心臟病專科門診和心臟臨床生理實驗室，從事心臟病臨床、心電圖和心音圖的研究。一九二八年協和醫院購進了二臺美國生產的弦線式心電圖機，這二臺心電圖機體積碩大，與 Einthoven 早期使用的心電圖機幾乎一樣。董承琅與戚壽南、卞萬年、馬萬森醫生一起，用這兩臺弦線式心電圖機為大量的患者進行了心電圖檢查。同其後的心電圖機相比，當時的弦線式心電圖機記錄時，先將心電圖記錄在膠片上，然後在暗室將底片上的心電圖再印洗在相紙上，供臨床醫生閱讀和診斷，這一過程耗時多而操作複雜。經過十餘年的努力，以董承琅為首的一代精英，開創了中國的心電圖時代，標誌著心臟病學科在中國的萌芽， 董承琅成為中國心臟學科的創始者，也是中國心臟病學臨床研究工作的奠基人。

艱辛求索促科研

一九四一年，董承琅離開了工作十六年的北京協和醫學院，來到上海照顧患心臟病的父親。同時，他在南京西路開設了一家私人診所，繼續他的醫學事業。一九四五年，抗日戰爭勝利以後，他受到當時上海醫學院內科主任林兆耆教授的邀請，擔任上海醫學院內科名譽教授，每周授課二小時（心臟病科），前後共授課四年，這期間風雨無阻，但是分文未取。

一九四九年五月的上海，時任上海市衛生局管理處處長的張曦明邀請董承琅擔任上海市第六人民醫院內科主任一職，與此同時，董承琅發起組織的上海市內科學會正式成立，並由他親自擔任第一屆會長。

一九四九年九月八日，董承琅開始了在上海市第六人民醫院近半個世紀的醫生生涯。新中國剛剛成立，百廢待興，作為中華醫學會上海分會理事長的董承琅在帶領科室同仁治病救人的同時，還肩負著心臟內科的教學教研工作。

在科研方面，董承琅在國內發表了中國第一批很有價值的心臟病臨床研究論文——在國際上他較早地提出甲狀腺功能減退（一九三一年）、長期體力勞動可致生理性心臟肥大（一九三四年）、長期的嚴重貧血能夠引起心臟變化（一九三七年）等觀點的學者。他在國人血清膽固醇方面的調查報告，即〈國人冠心病的發病率與血清膽固醇水準的關係〉一文中，為全國性的冠狀動脈粥樣硬化研究提供了寶貴的資料。每年全國各地有關心臟病方面的科學研究論文有很多需要經過他指正修改，他對全國的心臟病科學研究作出了重要的貢獻。

董承琅的辛勤勞動在全國開花結果——心血管內科、外科的診斷和治療都有了明顯的普及和提高。一九五四年，中國首次成功地進行了二尖瓣分離術，打開了心臟手術的禁區。在「大躍進」的年代中，他又研製成功中國第一臺人工心肺機，進行了心臟直視手術，使中國在心血管領域的醫療水準逐漸接近國外的先進水準。一九六五年，中國又相繼成功施行了二尖瓣人造瓣膜換置術，並研製成功電擊復律器等。這時，中國的心血管醫療水準和國外先進水準的差距已縮短到三至五年左右，在心臟病診療方面邁進了一大步。

一九八八年，董承琅赴美探親。在美國期間，他仍然關心著六院的發展和建設。當時正逢六院宜山路新址的建設，他在寄給王智金院長的信中這樣寫道：「聞新院即將建成，惜本人無以目睹為憾。」愛院之情溢於言表。一九九一年三月，年逾九十的董承琅當選為美國心臟病學院榮譽院士，他對心臟病學作出的貢獻不僅在國內，更是得到國際的一致認同。

傳道授業育後輩

建國後，隨著中國社會主義建設事業的大發展，對醫藥衛生事業的要求也越來越高。董承琅認識到，必須大力培養優秀人才，才能不斷適應形勢的需要，因此他非常重視對心臟病科醫師的培養。一九五八年，中央衛生部委託上海舉辦心臟病進修班，集中全國各地高級醫師來滬進修深造，前後共舉辦三期，參加醫師達百餘人。當時這個任務主要委託董承琅負責，他二話不說，欣然接受下來。他認真負責，親自編寫教學大綱，聘請教師。為了編寫好這份進修講義，董承琅埋頭苦幹，每天工做到很晚，他不怕麻煩把自己寫好的講義及別人負責編寫的講義一遍一遍地反覆修改，同時參考國內外的最新資料充實進去。為了豐富內容，理論結合實際，董承琅把幾十年收集的幾萬份心電圖資料整理成圖片，親自剪貼，編號分組，分發給學員，並在病房內選擇病例帶領學員作病案分析。

對教學經驗較少的教師，他親自在課前輔導備課，把自己幾十年的教學經驗傳授給這些教師，培養了一批心內科專家，同時也帶出了多位優秀的心內科教師。他這樣認真細緻地培養新生力量，在學員中得到好評，深受學員尊敬。通過三四個月的心臟病進修班學習，所有學員對心臟病診治都能進一步掌握，也學會了先進的操作技術，回本單位後能獨立展開心臟病的醫療教學及研究工作，成為各省市醫科大學和醫院的學科骨幹，並取得了顯著的成績。

董承琅培養了中國第一代的心臟科醫師，包括黃宛、顏和昌、陳灝珠等一批心血管病專家。黃宛教授曾經回憶說：「年輕時在協和醫學院學醫，董教授讓我和其它三名學生為一名白俄羅斯姑娘做檢查。看到她口唇發紺，聽到她心前區有響亮的雜音，加上典型的杵狀指，我們就斷定這位姑娘是『法樂氏四聯症』患者。滿以為可以嚮導師交卷了，不料董教授回來後不問診斷結果，而問：『心濁間界叩出來畫好了沒有？患者最大心搏點在哪裏？點清了沒有？』我們幾個被問得一個個瞠目結舌不知所措。平日裏脾氣最好的董教授只撂下了一句『這是體格檢查，不是猜謎語』，便拂袖而去。」

中國工程院院士陳灝珠教授，是中國心血管病介入性診斷和治療的奠基人之一。他在〈懷念中國心血管病的一代宗師董承琅教授〉一文中這樣寫道：「我聆聽董老的教誨是從一九四八年當實習生時開始的。那時我院心臟病專家陶壽淇教授出國留學，而董老作為我校的名譽內科教授，不時來會診一些心臟病病人。陶教授回來後董老來會診的次數少了，但我還常常在中華醫學會的學術報告中聽到董老的教導。五〇年代初期我當住院醫師期間發表了一些論文和大量的臨床病理和病例討論記錄，董老看到後深為贊許，給我莫大的鼓舞。六〇年代初董老和陶教授主編《實用心臟病學》，邀我參加編寫部分章節，並親自修改我的稿件，體現了老一輩對後學者的提攜和信任……七〇年代末我受命主編《中國醫學百科全書·心臟病學》，邀請董老任特邀編委，董老欣然接受並特別提出要和我合寫一些條目，就這樣，在董老的指導下，和他合寫了該書的第一『心臟病學』和第二『心臟病（心血管病）』兩個條目， 使我再一次感受到董老對後輩的支持和愛護。八〇年代後期要對《實用心臟病學》進行修訂出第三版，董老和陶教授邀請我參加主編，一九八八年董老赴美探親，行前囑我協助陶教授多負責修訂的具體工作，又一次表達了他對後輩的信賴。」這些回憶句句深情，表達了對董承琅的崇敬和感恩之情。

著書立說幾春秋

隨著中國醫療衛生事業的發展，董承琅越來越感到國內需要一本根據自己的材料編寫的心臟病專科書，於是他決心要把自己幾十年的臨床經驗總結出來傳播到全國各地，這樣可以更多、更快、更好地培養優秀醫學人才為人民服務。他積極地籌備編寫大綱，邀請陶壽淇教授等諸多專家一起編寫書籍。為了有充分時間寫稿，他很少回家，對一些工作繁忙的專家，就請組織給予照顧，留出編寫時間，使他們能如期完成分配的任務，對實在沒有時間寫書的同志，董承琅協助編寫，幫助找材料，查閱參考書。他對自己寫成的初稿認真負責一字一句地修改，因為他覺得要對衛生事業負責、對人民健康負責，要儘量做到不發生錯誤，往往要參考許多資料才可落筆。最終，在他付出大量心血的情況下，中國第一本心臟病專著《實用心臟病學》的編寫於一九六〇年完成。

十年文化大革命，全盤否定了建國以來人民衛生事業和醫學科學研究的巨大成就。董承琅在一九七八年《上海醫學》雜誌上回憶道：「『四人幫』瘋狂打擊和迫害廣大知識分子， 他們把知識分子作為無產階級專政的對象。因此，誰要是『專』，那就是走『白專道路』、『名利思想』，誰要是強調了技術、業務， 那就是『技術第一、業務掛帥』、『學了專業，忘了專政』等等。知識、技術、業務簡直成了傳播修正主義瘟疫，『知識越多越反動』、知識即罪惡。廣大醫務工作者慘遭迫害，備受摧殘，打擊和壓抑了廣大知識分子建設社會主義的積極性，中國衛生事業和醫學科學研究工作受到嚴重的干擾和破壞，使中國醫學科學的水準和國際先進水準相比，差距明顯擴大。就人造瓣膜來說，一九六五年已成功地施行了第一例，而至今尚未能投入批量生產，大大地影響了人造瓣膜手術的開展，使我們與國外先進水準的差距從三至五年擴大到十年左右。此外，在心血管系統的其它一些領域，如起搏器、監護設備、遙控監護、磁帶錄影監護、希氏束電圖、心動超聲圖、選擇性心血管造影診斷、先天性心臟病的手術糾治，亦都出現了較大的差距。」

改革開放後，一切又都逐漸回到了正常的軌道。董承琅決定再次修訂《實用心臟病學》。二十世紀八〇年代後期，年逾八旬的董承琅提筆，對《實用心臟病學》進行修訂後第三次出版。這本書為醫療教學科學研究提供了豐富的材料，為中國醫學作出了傑出的貢獻。

董承琅學識淵博，學術造詣很深，先後擔任過《上海醫學》雜誌主編、《國外醫學心血管病分冊》編委會主任委員、《中華內科雜誌》編委委員、《中國醫學百科全書》編委會委員等職。一九八〇年他被《美國心臟病雜誌》聘請為該雜誌國際編委會委員。一九八一年被聘請為衛生部醫學科學委員會委員，一九八四年擔任中華醫學會總會名譽顧問。一九八五年獲上海第二醫科大學授予的從事教育三十年嘉獎。

畢生奉獻為醫學

在醫療工作和醫學科研中，董承琅一貫主張一切診斷和治療及科研都必須從患者的實際情況出發，而不是從個人興趣或名利出發。他在心臟病方面深厚的造詣和豐富的臨床經驗，使得慕名前來求診的病人絡繹不絕，解決了不少來自全國各地心臟病患者的疑難雜症。

特別值得一提的是，當時五〇年代華東醫院領導幹部的保健工作，經常需要他前去會診。董承琅年逾六旬，平時身體也不太好，但是他每次都是愉快地接受任務，不管白天黑夜，無論颳風下雨，總是一請就到。在診病時他也總是採取慎重細緻的態度，關心體貼病員，在專家會診討論病史時，認真負責地把自己的意見毫無保留地發表出來，考慮問題全面客觀，虛心聽取別人的意見。

董承琅不但重視醫療，也很重視幹部的保健預防工作，他常參加負責幹部的體格檢查工作。能及早地發現疾病，才能及早地得到治療。他認識到保證黨的高級領導幹部的健康在社會主義建設中的重要性，總是能夠很好地完成組織上交給他的任務，在幹部保健的工作中取得了很大的成績。

董承琅平時工作繁忙，參加各種社會活動、學術活動很多，但對領導幹部的診療工作從不討價還價。八屆八中全會召開時，他正緊張地編寫心臟病學專著，組織上要他去廬山為柯慶施等領導看病，他馬上就去，毫不猶豫。董承琅還作為醫療隊一員為周恩來總理提供醫療保健服務。他感慨地說：「周總理生活節儉，平時穿的襯衫上還打有補丁，躺在病榻上也不忘處理國家事務。總理的親切教誨和無微不至的關懷，讓我有更大的決心和毅力要為中國的醫療事業作出貢獻。」

一九六〇年董承琅被評為上海市先進工作者，出席全國文教系統群英大會。國慶十週年時他參加了北京慶祝大典並出席了毛澤東先生招待的國宴，與國家領導人同餐共飲。一九六一年，他以自己的親身經歷和體會寫了一篇〈一個醫學工作者的話〉，對於黨給予他的榮譽、關懷和信任表達了無限深情和感激。

一九八四年六月十四日，上海市第六人民醫院於上海賓館舉行大型座談會，向這位八十五歲高齡的老專家表示祝賀。董承琅收到了當時國家主席李先念和全國人大常委會副委員長陳丕顯分別發來的親筆賀信及賀詞。李先念主席在賀信中寫道：「正值您行醫六十週年之際，我謹向您表示熱烈祝賀，祝賀您為中國醫療衛生事業作出重大貢獻，並祝您健康長壽。」陳丕顯副委員長的賀詞是：「六十載行醫解救患者疾苦為民造福，八十歲高齡精神不減當年譽滿華夏。祝董老同志健康長壽。」時任中共上海市委第二書記、上海市人大常委會主任胡立教出席了座談會，上海市人民政府顧問楊愷受時任上海市第一書記陳國棟及市長汪道涵等同志的委託，向董承琅表示親切問候和熱烈祝賀。上海市衛生局、九三學社的負責人以及醫學界一些專家、教授也在座談會上發言，以感謝董承琅六十年來對中國醫學事業的貢獻。

一九九二年十一月二十一日，董承琅與世長辭，享年九十三歲。如今，走進上海市第六人民醫院，董承琅的半身雕像坐落在花園正中，綠樹成蔭，花草簇擁。董承琅，這位中國心臟學科的奠基人、六院心內科建科主任，這位見證了中國心內科學科的建設與發展，同時也見證了六院心內科半個世紀的發展和變遷的醫學前輩，靜靜地注視著前方，像是在期望著他一生熱愛的心臟病學科

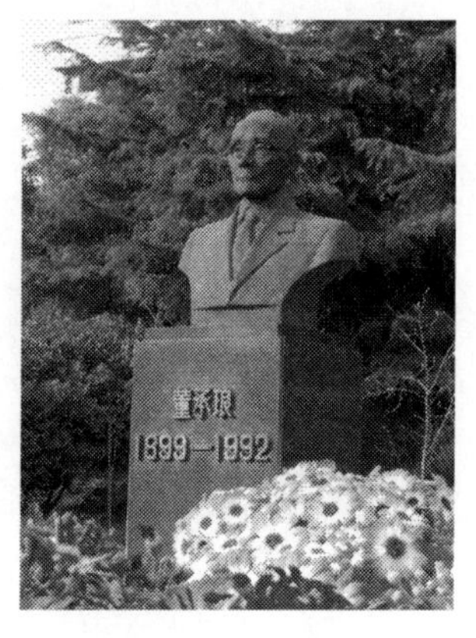

董承琅教授銅像

能夠在後輩醫師們的努力下發揚光大，走向更加美好的未來。

（朱建輝）

中國精神衛生事業的奠基人

——記原上海市精神病防治院院長粟宗華

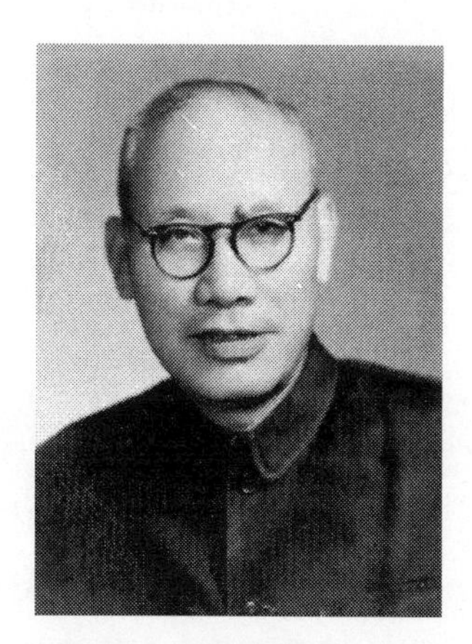
粟宗華

粟宗華（1904-1970），祖籍廣西桂林，一九〇四年出生於湖南省邵陽。少年時期先後在東吳大學附屬第二中學、長沙教會學校、湘雅醫學院預科就讀，一九三二年畢業於中央大學醫學院（現復旦大學上海醫學院前身），畢業後到上海紅十字會總醫院（今華山醫院）任內科住院醫師。一九三二年九月到一九三五年六月，赴美國約翰·霍普金斯大學和哈佛大學留學，師從美國最著名的精神醫學家阿道夫·麥爾（Adolf Meyer, 1866-1950），獲得博士學位。抗戰爆發後，於一九三八年六月放棄在美國的優厚待遇，毅然回國工作，擔任上海醫學院神經精神科講師，一九四〇年升任副教授。一九四四年七月，他主持開辦了虹橋（精神科）療養院。一九五四年二月，率虹橋（精神科）療養院全體員工加入上海市立精神病院工作，任該院醫務主任，一九五六年升任院長，同年擔任中華醫學會上海市神經精神科學會主任委員。一九五八年七月上海市精神病防治院（上海市精神衛生中心前身）成立，粟宗華擔任首任院長。曾任上海市第三、四、五屆人民代表，一九五四年起任衛生部與上海市衛生局醫學顧問。一九五八年，在他的領導下，上海建立二級防治機構，並構建了三級精神病防治網。一九五九年加入中國共產黨。他是國際著名的神經精神病學專家，中國神經精神病學先驅，精神疾病防治體系——上海模式的創建人，為中國的精神衛生事業奉獻了一生。

耕讀傳家立志學醫

一九〇四年十二月二十三日，粟宗華出生在湖南省邵陽縣鱧魚塘村一箇舊式大家庭中。父粟仲隆，母王氏，為農家婦。粟姓是由廣西桂林遷入，通過造田營農，耕讀傳家，成為大族。到民國初年，家族發展到人、亨、太、和、時共五代，粟宗華屬太字輩，其兄弟共三人，他是家中長子。

這個清代末年的大家族，先以祖父為核心，後由於人口眾多、輩分複雜、家庭矛盾日益明顯，粟宗華的父親及伯父兩家備受歧視，粟宗華的生母也因之抑鬱去世，年僅三十六歲。生母從小教育他認真做人，臨終遺命：「抓緊讀書，日後才有出路。」對他影響很大。

他的父親通醫學，邵陽位於丘陵山區，為多病之地，故此父親要粟宗華學醫，日後能為百姓做些實事。受家庭和社會環境的影響，粟宗華由此走上了學醫的道路。

少年時代，粟宗華先後寄讀於圖南學院私塾，湖南湘潭益智學校及南京高等師範附小。十六歲時投奔上海的伯父，入東吳大學附屬第二中學。中學畢業後，粟宗華先後在長沙的教會學校、湘雅醫學院預科、中央大學醫學院（今復旦大學上海醫學院前身）讀書，於一九三二年畢業，為中央大學醫學院第二屆十一名畢業生中的一名。畢業後到上海紅十字會總醫院（今華山醫院）任內科住院醫師。

一九三二年九月到一九三五年六月，粟宗華到北京協和醫學院進修神經精神病學專業，因刻苦鑽研且工作能力出眾，經協和醫院腦系科主任、美國專家雷門和上海醫學院院長顏福慶合力推薦至美國約翰·霍布金斯大學醫學院、哈佛大學留學，師從美國最著名的精神醫學家阿道夫·麥爾，獲博士學位。

一九三七年，抗日戰爭爆發。他身在異國，心懷故土，眷念中國和人民，抱著「民為重，己為輕，窮一身所學獻於國家」的赤子之心，粟宗華放棄在美國的優厚待遇和繼續深造的機會，毅然回國。一九三八年六月，擔任上海醫學院神經精神科講師，一九四〇年升任副教授。當時他的主要助手有張沅昌與夏鎮夷等醫師。他同張沅昌致力於神經病學的研究，同夏鎮夷致力於精神病學的研究。日本帝國主義侵佔上海後，他不願為汪偽政府統治下的醫院工作，選擇自行開業，繼續留在上海行醫。一九四四年七月，他主持開辦了虹橋（精神科）療養院。

新中國成立後，百廢待興，粟宗華受到市政府重視，被調至國家醫院並委以重任。一九五四年二月，他接受了上海市衛生局的聘請，率領他所主持的原虹橋（精神科）療養院全體員工加入到上海市立精神病院工作，任該院醫務主任，並把原有的物質資產無償併入醫院中。一九五六年升任院長。同年，擔任中華醫學會上海市神經精神科學會主任委員。一九五八年七月上海市精神病防治院（上海市精神衛生中心前身）建立，他被任命為院長。在建院過程中，他親自規劃、設計與指導，並提出「要把醫院建成遠東第一流的精神病院」的目標。

精勤不倦開創學科

二十世紀三〇年代之前，上海還沒有專業精神病機構，精神病人往往被關在慈善機構的瘋人院裏，沒有精神科醫生，更談不上系統治療，還有一些病人則被關在家裏，人們對於精神疾病缺乏基本的認識。

當時被稱為西醫的中國現代醫學尚處於發展之初，醫學分科還不精細，一般醫院只有內、外兩大科系，還沒有神經精神科這樣詳細的分科。粟宗華在求學時把自己的專業定向於神經精神科這個冷門，與現今不少醫生是國家分配做精神科醫生不同的是，他從事這個專業完全出於他個人意願。當時中國只有魏毓麟、淩敏猷、程玉麟和桂質良等少數醫生選擇這個專業，並成為中國最早的神經精神病學專家。精神病學界向有「北魏南粟」之說，但北京的魏毓麟後來較多從事的是腦系科和神經疾病的研究，粟宗華則是將畢生的精力專注於精神科的領域，包括他到國外進修深造的取向，都是如此。因而他事業上的主要成就都集中在精神衛生方面。

從上海醫學院畢業不久，粟宗華就被派至北平協和醫院腦系科進修。一九三五年經腦系科主任 RS 雷門（Lyman）介紹和上海醫學院顏福慶院長推薦，公派赴美深造。在美期間，他跟隨美國著名精神病學家阿道夫．麥爾進修精神病學，由於他的勤奮和努力，連續獲得洛克菲勒基金的留美獎學金，並最終獲得博士學位。一九三七年三月轉入美國哈佛大學專門進修神經病學，並任波士頓市立醫院神經科住院醫師，兼哈佛大學神經病科研究生。他學習認真、刻苦鑽研，發表了多篇高水準的研究論文。一九三九年他在《Arch.Neuro & Psych》上發表的一篇論文〈人類脊髓的血液供應問題〉，糾正了傳統解剖上的錯誤觀點，並證明了在臨床上發生脊髓病變與脊髓截癱症狀不相一致的難題，為脊髓神經外科學提供了重要的理論依據，這篇論文的主要觀點後來在神經解剖學教科書中被採用。一九三八年六月他學成歸國，是上海第一個經過正規科學培訓的精神科醫生，並最終成為了這一學科的奠基人。

回國後，他在上海紅十字會總醫院任神經精神科主任。此前這一職務都由外國人擔任，而粟宗華是該院神經精神科第一位本土主任。在他的領導下，事業很有起色，該科成為中國南方較早形成的神經精神科臨床醫療、教學、科研基地。除與張沅昌、夏鎮夷等一起開展神經精神病學方面的研究之外，他還與李鴻儒等醫師合作開展脊髓與腦部手術的神經外科研究，還與藥理學家張毅一道研究神經精神病的診療藥物。他與周圍同事一起摸索出採用靜脈注射副醛醫治以往難以治療的癲癇大發作、持續發作，尤其是對以往難以治癒者，能起到更好的作用。這一成果，後來作為該院的標準治療方法，持續運用了很多年。他採用水合氯醛、副醛灌腸控制精神病騷動，他還將電休克治療引進國內，對頑固難治的精神分裂症患者首先應用額葉白質切斷術治療，在當時轟動上海，報刊上發表了〈神醫開顱記〉的專題報導。所有這一切，徹底改變了中國當時神經精神科治療的貧瘠狀態。粟宗華就是這樣借鑒著國外經驗，白手起家建設起這一領域的學術基地，並成為全國最活躍的基地，一九四九年後成了中國該領域人才培養的搖籃。

上海淪陷後，醫學院遷往內地，粟宗華留在上海行醫，條件非常艱苦，但他把為病人治病看作是醫生的天職，以自己的醫術繼續為生活在水深火熱中的大眾解除疾苦。而對日偽政權，他則橫眉以對。當時南京汪偽政權欲將醫院職工劃入公務員，他不願與之同流合污，憤而辭職，後於一九四四年在上海創辦虹橋療養醫院。他常說「精神病人的病史是用血和淚寫成的」，他心中總有病人，尤其是窮苦病人更是激起他強烈的仁愛之心。日偽統治下，老百姓的生活貧困，民不聊生，一些病人看病付不起醫藥費，粟宗華就給病人免費治療，保持了中國傳統「儒醫」的職業美德。而對那些富貴豪門，他卻不屑去奉承討好。當時汪精衛女兒患精神病，焦慮萬分，陳璧君來請他出診，他先問明情況，後稱病情複雜，向對方提出要組織專家會診，並擬出有關神經、精神科以及內科醫生名單。會診完畢，對方重金酬謝，他把一皮箱鈔票全部分送給參與會診的醫生，對當時生活清苦的同道給予很大幫助。上海的「幫會大亨」杜月笙患病，數度診治未見好轉，慕名請粟宗華看病，他本著治病救人的態度為其診治，杜月笙病癒後十分感謝，送來金條，被他婉言謝絕。

對於患者，不論貴賤他都一視同仁，以一顆純樸的醫者之心治病救人，同時，一直在業務上繼續孜孜不倦地學習，技術上精益求精，又進一步得到患者的信任和愛戴。為此，醫院規模不斷擴大，從開始的幾張病床，增加至五十張，工作人員也由原來的幾名增加到五十多人。

此外，在一九四七至一九五〇年間，粟宗華還到上海同德醫學院、聖約翰大學醫學院、上海醫學院的神經精神科參加教學工作。一九五一年他編寫出版國內第一部精神病學專著《精神病學概論》。這在當時是正式出版的極少數精神病學入門之作，極大地推動了這一學科的普及。

博採眾長傳承經典

粟宗華一生的建樹，不僅有大膽開創的實踐探索，也有其深層的理論基礎。從他一生足跡的回顧和對他事業的考察來看，應該說他在精神醫學學術及事業方面，都受他的美國老師——心理生物學派的創始人阿道夫·麥爾很深的影響，是麥爾理論在中國的傳承者和踐行者。

阿道夫·麥爾是美國現代精神病學史上最重要的人物之一，尤其是在一八九五年到一九四一年這近五十年間，他是活躍在美國精神病學界的著名人士，他的許多學術觀點和工作方法通過其學生對美國精神病學的發展起到了很大的推動作用，乃至在現今的精神病學許多分支領域中都可以追溯到麥爾學術觀點的影響，如生物—心理—社會醫學模式、綜合性醫院精神病學、醫學生的精神病學與精神衛生教育、心理衛生服務和社區精神病學等。

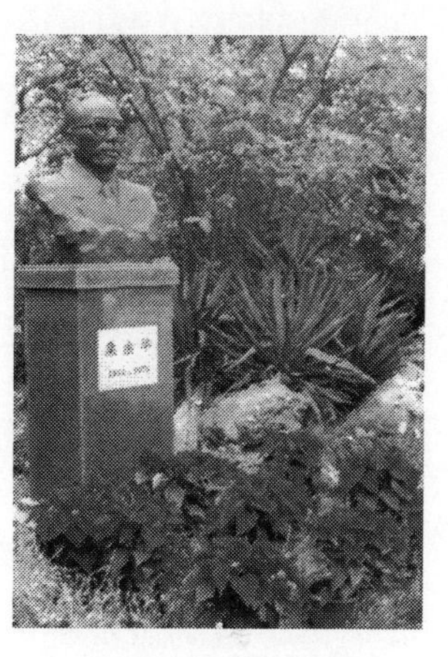
粟宗華教授銅像

粟宗華在《再談麥爾的心理生物學》中寫道：「中國的精神病學是比較年輕的。一九三一年，中國醫學院校才正式開班授課。當時我們所採用的醫學觀點，主要是取自麥爾（Meyer）的心理生物學。由於採用的時間較長，它所遺留的影響就遠較其它學派為大。」粟宗華赴美留學期間，跟隨麥爾進修精神病學，憑藉睿智和勤奮，他學到了麥爾理論的精華，可謂盡得其技。回國後就身體力行，實踐麥爾的思想。

粟宗華在中國踐行和傳承麥爾思想主要表現在三個方面。

一是承襲了麥爾言傳身教，注重身體力行的工作作風和具體方法。比如，麥爾曾親自當醫院醫務主任，粟宗華在擔任上海市精神病防治院院長期間，也與夏鎮夷教授一起坐鎮醫務處，指揮醫院的醫生培訓及業務建設。在查房和病例討論之時，隨時傳播麥爾心理生物學派觀點。在上海市精神病防治院的建立和管理中，粟宗華也頗有建樹。當初上海的市立精神病院是一九四九年後接管舊社會辦的普慈療養院，地處郊區，且當時社會的偏見認為精神病院必須建立在遠離鬧市的地方，以此為基地發展也是順理成章的。但在粟宗華的努力下，最終在市區徵地八十畝再造精神病總院，即上海市精神病防治院的總院。醫院的床位設置開始為六百張，以後擴大逐步達一千張，醫院的選址也給醫院的諸多工作和與社會各方面的聯繫帶來很大便利。

在創建中國精神醫學過程中，粟宗華采取從自己國情出發，兼收並蓄的務實精神，身體力行發展精神衛生事業，避免了空乏的學術爭論和無謂的精力耗費，他以自己的言行，潛移默化地影響著周圍的醫生，使他們在精神疾病的診斷分析中，在心理治療中自然而然地運用那些理論和方法，這也應該說是麥氏的影響所及吧。

第二方面是堅持生物—心理—社會醫學模式，重視精神治療（即心理治療），強調把病人看成「一個人」來對待。氯丙嗪等精神藥物問世後，一些醫生從實用出發，對於精神病人的治療也偏重於藥物治療，精神科病房及精神科醫生也受生物醫學模式的羈絆，醫生見病不見人，醫療工作簡單化。對此，粟宗華及時指出了這個問題，他在〈改善服務態度，是提高精神病醫療品質的一個重要方面〉一文中寫道：「一九五二年，法國 Delay 和 Deniker 首先使用氯丙嗪治療精神分裂症患者，取得了很好的療效。我們於一九五五年試用此藥，一九五六年完成國產製劑，於是全國廣泛應用，曾使不少以往不能治好的病人恢復健康，有的甚至恢復了原來工作。這原是一件令人鼓舞的事情。但是，以後不久，我們發現病人的復發率卻在逐年增加。當然，關於這一問題，原因極為複雜，因素很多，尚有待於詳細研究。但有一點，我們單純重視了藥物治療，忽視了精神治療，是一個比較重要的因素。我們收集病史不如以往全面，檢查病人不如以往周密，分析病情不如以往深入，這些都是牽涉到服務態度的問題。由此可見，藥物治療必須與精神治療相輔而行，二者不可偏廢。」他還寫道：「在醫治病人的時候，滿足於氯丙嗪、胰島素、蛇根堿和電休克的應用，從思想上不重視精神治療，否認由這一醫療方法所取得的療效。我認為這些同志的態度和工作方法是值得研究的。他們不是提高了精神病學的水準，而是降低了水準；不是提高醫療品質，而是降低了醫療品質。我認為這些態度都必須端正。」粟宗華在文中強調的注重臨床觀察，詳細收集有關資料，以及建立良好的醫患關係等都來自麥爾的思想。

在〈如何把我院工作繼續向前推進一步〉一文中，粟宗華進一步強調了精神治療的作用，明確提出「開展精神治療是提高醫療品質的一個重要方面」。

粟宗華強調把病人看成「一個人」來研究，即「每個人都是不同的」思想。為了詳細瞭解病人的生活史，建立了社會工作部門，由社會工作者去院外調查病史，根據病人的具體情況，有些病人就像司法鑒定對象那樣通過各方面詳細收集資料，為了瞭解其人格發展及社會心理因素的影響，要病人寫自我分析。一個患者有抑鬱情緒，無由殺人，曾被診斷為精神分裂症，經粟宗華多次談話檢查，深入分析研究其成長經歷和行為動機，最終將診斷改為人格障礙基礎上的抑鬱反應，曲線自殺（為求處死而去殺人犯罪），澄清了事實。

協力廠商面就是注重社會環境因素在治療精神疾病中的作用。人是環境的重要組成部分，作為病人治療的一部分，粟宗華認為醫護人員的服務態度非常關鍵，他說：「醫學是一門科學，但也是一門藝術，正是由於這個原因，兩個技術水準相同的醫生在治療同一病人時，所取得的結果一個很好，一個很差，就是由於藝術的水準不同。這一情況，對於精神病患者，更為突出。我們所講的藝術，就是對待病人的服務態度。這就說明了：為什麼改善服務態度就能進一步提高我們的醫療品質。」

粟宗華還十分重視醫院環境在治療和康復中的作用，在他寫的《精神病學概論》一書中寫道：「一所設備完全和組織良好的精神病醫院，如同病人的大家庭一樣，醫生和護士們的主要任務之一，是要排除醫務人員與病人之間的一切隔離，更重要的是要造成醫務人員與病人之間的和睦友好空氣。千萬記著，不要把醫院化作病人的監獄，要把它化作病人的樂園……為了便於心理治療和工作治療，在可能範圍內這類醫院宜附設農場、小型工廠和紡織、縫紉、烹調、洗衣等設備，尤以在近郊建立為宜。」他的這些思想在二十世紀六〇年代建立三級防治網路時已經化為了現實，在基層社區，湧現了工療站、康復站、日托站、療養村等康復治療實體，有力地支撐了精神衛生事業的發展。

在粟宗華的言傳身教下，許多醫生深切領悟麥爾學說的真諦，理解到精神病的治療應該包括藥物治療、心理治療、職業訓練、社區防治等環節，從而達到生理、心理、職業、社交的全面康復。

「上海模式」事業豐碑

粟宗華對於中國精神衛生事業最大的貢獻在於他所締造的精神病三級防治網，這項工作在當年的全國精防工作會議上得到了積極反應，後來又得到了在世界衛生組織任職的林宗義教授的首肯，被命名為「上海模式」，有力地推動了全國精神衛生事業的發展，這也是他一生中的華采樂章。

建國後，粟宗華積極投身國家的醫療衛生事業工作，以解決全上海的精神疾患問題為己任，積極規劃，主動進諫，為精神衛生事業大展宏圖。他利用自己擔任國家保健醫生的方便，適時向領導反映情況，獲取支持，統一了全市精神科機構及工作。一九五七年開始，在他的策劃和組織下，全市開展精神病普查，摸清了精神病的患病情況，據此提出床位設置與人員配備，將當時分散的機構合併成上海市精神病防治總院，即現在的上海市精神衛生中心的前身。

一九五八年，上海市精神病防治院的建立是上海精神科發展的里程碑。在籌建的過程中，經過多方面的磋商和努力，粟宗華把全市精神科力量統一起來，納入了上海醫學院、上海第二醫學院的醫療教學力量，形成了醫、教、研、防結合的實體，開展了疾病普查，醫療服務深入社區，院內治療和院外康復有機地結合。為了加強社區的建設，總院醫生走出院門到各區設立門診點，培訓人員，建立二級防治機構，再由此深入基層，建立工廠、街道看護網、工療站。這就是「市－區、縣－基層（街道、工廠、鄉鎮）」三級精神病防治網。經過多年對基層醫務人員的培訓，精神科專業隊伍擴大，消除了基層地段醫生對精神病學的無知，改變了社會對精神病人的看法，改善了社會工作部門對精神衛生事業的支持。上海精神病「三級防治網路」的建立，上海精神衛生模式的形成，既結合了中國的具體國情和歷史條件，又體現了麥爾理論的實際應用價值。

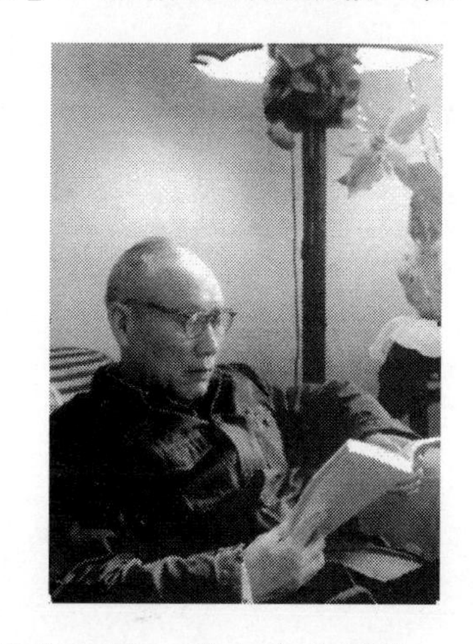

當然，「上海模式」的形成也經歷了較長歷程的，它起步於五〇年代（聯合分散的力量，成立市「精防」機構，疾病普查、制定規劃等），發展於六〇年代（建立二級機構，擴充床位），鞏固於七〇年代（建立區、縣和基層精防機構），提高於八〇年代（經驗、資料之科學總結，社區精神衛生網路之形成）。其中也經歷了動亂年代，並受到一定的影響，但仍能繼續發展，根本一點就是順應了社會和群眾的需要，並且適合當時的經濟形勢，因而具有強大的生命力。「上海模式」的創立無疑是粟宗華事業成就上的一座豐碑！

一九七〇年八月十三日，遭到「文化大革命」嚴重迫害又身患癌症的粟宗華走完了他不平凡的一生，享年六十六歲。粉碎「四人幫」後，他得到了平反昭雪。根據他生前立下的遺囑，他的子女把其二十多萬元存款和房產捐獻給了上海市精神衛生中心，這在當時是非常昂貴的資產。後來，經上海市衛生局及相關領導的協調，用這筆財產成立了「粟宗華精神衛生基金會」，以發展精神衛生事業，並激勵一代代精神衛生工作者薪火相傳，不斷地將他開創的事業發揚光大。

（徐聲漢、廉彤、金友蘭）

後記*

《醫源傳奇》是「醫源」文化系列叢書的第一本，以經歷過舊中國動盪年代和新中國建設時期的老一輩醫學家為主要人物，記錄他們的醫學人生，描摹他們的性格氣質，領悟他們的愛國之情。

回首中國醫療衛生事業的發展史，這一批醫學家有著極為特殊的地位，他們中的大多數人，是名醫良師，也是新中國醫學學科的創始者和奠基人，他們為中國和全球衛生事業做出了傑出貢獻。回顧和記錄他們的傳奇經歷，不僅是為了還原歷史，更是為了傳承他們醫學人生中所蘊含的偉大人格和奉獻精神。在那些心口相傳的故事裏，「健康所繫，性命相託」的醫學文化得以傳承；在那些歲月如歌的片段裏，「高山仰止，景行行止」的醫學傳奇定格為永恆。

在此書的編撰過程中，編輯們手捧厚厚的書稿，一次次被這些傳奇故事所感動，也為生生不息的醫學人文精神而激越感慨。這些傳奇是醫學前輩們留給我們所有後繼者的精神財富，展現這種精神財富是本書的編寫初衷，發揚這一文化傳統是本書必須擔當的重任。《醫源傳奇》是一個開端，我們將滿懷熱情、傾盡心力，在今後的「醫源」文化系列叢書的編撰中繼續做好挖掘、整理、宣傳工作，將這套叢書作為弘揚上海交通大學醫學院「博極醫源、精勤不倦」精神的主要載體，世代傳承。

在此，我們要對大力支持本書編寫的同道們致以衷心地感謝！醫

* 本文為簡體版之後記。

學院本部及附屬瑞金醫院、仁濟醫院、新華醫院、上海市第一人民醫院、上海市第六人民醫院、上海市精神衛生中心等單位宣傳部門的同志們花了大量的精力查找檔案、深入採訪，尤其是時任附屬上海市第一人民醫院黨委常務副書記陳敏生更是親自帶領該院宣傳處的同志投入到四位一級教授傳奇故事的採寫中，對本書編者是莫大的鼓勵和支持。此外，醫學院檔案館和各附屬單位的檔案室亦對此項工作給予了大力協助，在此一併表示感謝！

由於時間較緊、史料不足且水準有限，本書難免有疏漏之處，希望廣大讀者和專家提出批評和意見，以便我們在今後「醫源」系列書籍的編撰中不斷提高水準。

編者

二〇一一年十二月

昌明文庫．悅讀人物　A0603010

醫源傳奇——變動時代的海上名醫

主　　編　閔建穎
副 主 編　張曉晶、黃榮
責任編輯　蔡雅如

發 行 人　陳滿銘
總 經 理　梁錦興
總 編 輯　陳滿銘
副總編輯　張晏瑞
編 輯 所　萬卷樓圖書股份有限公司
排　　版　林曉敏
印　　刷　百通科技股份有限公司
封面設計　曾詠霓

出　　版　昌明文化有限公司
桃園市龜山區中原街 32 號
電話　(02)23216565
發　　行　萬卷樓圖書股份有限公司
臺北市羅斯福路二段 41 號 6 樓之 3
電話　(02)23216565
傳真　(02)23218698
電郵　SERVICE@WANJUAN.COM.TW
大陸經銷
廈門外圖臺灣書店有限公司
電郵　JKB188@188.COM

ISBN 978-986-92915-8-3
2016 年 5 月初版
定價：新臺幣 300 元

如何購買本書：
1. 劃撥購書，請透過以下郵政劃撥帳號：
帳號：15624015
戶名：萬卷樓圖書股份有限公司
2. 轉帳購書，請透過以下帳戶
合作金庫銀行　古亭分行
戶名：萬卷樓圖書股份有限公司
帳號：0877717092596
3. 網路購書，請透過萬卷樓網站
網址　WWW.WANJUAN.COM.TW
大量購書，請直接聯繫我們，將有專人為您服務。客服：(02)23216565 分機 10

國家圖書館出版品預行編目資料
醫源傳奇——變動時代的海上名醫/ 閔建穎主編. -- 初版. -- 桃園市：昌明文化出版；臺北市：萬卷樓發行, 2016.05
面；　公分. -- (昌明文庫.悅讀人物)
ISBN 978-986-92915-8-3(平裝)
1.醫師 2.傳記 3.中國
410.992　　105007546